「妊活食事法」コウノトリごはん

不妊カウンセラーが
40代で2度出産できた理由

小山田明子 著

セルバ出版

はじめに

「妊活」という言葉が世間で使われ始めたのは、いつの頃からでしょうか？　調べてみますと、2011年辺りからのようです。私が、不妊治療を本格的に始めた2年後くらいからでしょう。

婚活や就活のように、「妊活」と表現すれば、簡単に自分は妊娠を望んで活動しているのだと誰にでも伝わる時代になりました。実際に、私も、自分が不妊治療をしていたときに、この言葉を便利だと思って使っていました。しかし、実は、この言葉に正直なところ少し違和感をおぼえていました。それはなぜか……。

「妊活」という言葉は、他人に自分の状況を説明するときは簡単にサラっと伝えられてよいのですが、いざ実際の自分の気持ちや治療内容は、「妊活」という言葉でくれるほどそんなに簡単でサラっとはしていないことから、ギャップの大きさを感じていました。

しかし、「妊活」という言葉が世に広まり、「誰にも内緒でひっそりと行う不妊治療」「不妊はタブーの領域」というような、不妊に対する昔からの暗いイメージが払拭され、以前よりも気軽に不妊治療の領域に、人々が足を踏み入れることができるようになりました。この10年間で、不妊に対して人々の認識が大きく変化したことを、私も治療をしながら実感してきました。

妊活といえども、その方向性は様々です。私は、惨敗だった体外受精の最中に、マクロビオティック望診法の食養生に出会い、自分の納得いく不妊治療の施設に巡り合い、40歳と43歳で出産することができました。

鍼や整体、漢方など、私もいろいろと通いましたが、自分の実体験や周りの人を見ても、やはり「食」が授かりやすい体質をつくるのに何よりも最初にやるべきことなのだと確信したのです。これは、私自身の例ですが、長男を40歳で妊娠するまでに36歳から８００万円以上使いましたが、次男に至っては43歳でたった2回の採卵移植で妊娠したので約１００万円で済んでいます。不妊治療の期間もたったの半年くらいです。

食事改善を始めたのが39歳です。なぜもっと早く「食事と生活習慣の見直し」に気がつかなかったのだろうと、今更ながら後悔しています。しかし、大きな願いだった妊娠ができたとき、私は、「自分の体験したことを世の中に還元していこう。少しでも不妊で悩む人に妊娠への近道を伝えていこう」。そう決めたのでした。

そこで、私は、ＮＰＯ法人日本不妊カウンセリング学会認定カウンセラーとマクロビオティック望診法食事指導士の資格を取得し、子宝体質カウンセラーとして歩み始めました。「妊活」という言葉のお陰でしょうか？　皆、気軽に私のカウンセリングにお越しいただけるようになりました！

「もっとたくさんの方に食事の大切さを知ってもらいたい」、そんなさなか、本書の出版話が舞い込んできました。机上の空論ではなく、不妊体験者のリアルな話を伝えたい！　もっと誰もが妊活だけではなく人生を通して役に立つ「食養生」を楽しみながら知って欲しい！　そのような思いで、西洋医学と東洋医学2つの視点から、夫婦で子宝体質を手に入れるコツをお届けいたします！

２０２０年5月

小山田　明子

「妊活食事法」コウノトリごはん　不妊カウンセラーが40代で2度出産できた理由　目次

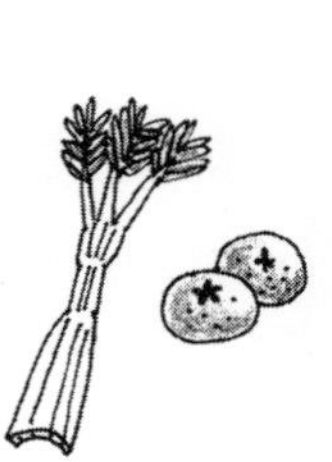

第3章　マクロビオティック望診法って何だろう？
You are what you eat. あなたはあなたの食べた物でできている

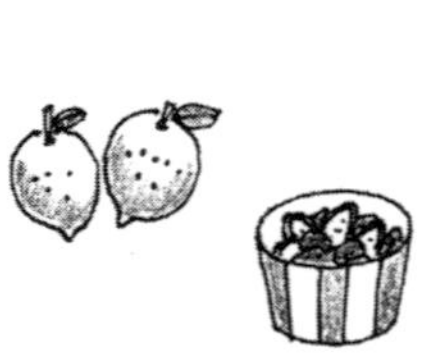

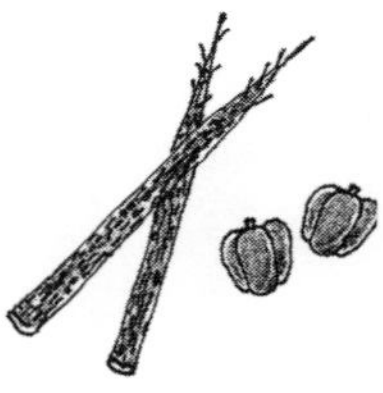

第6章　誰でも簡単につくれる子宝メシ

使いやすい食材を五味に分類した簡単料理をご紹介！

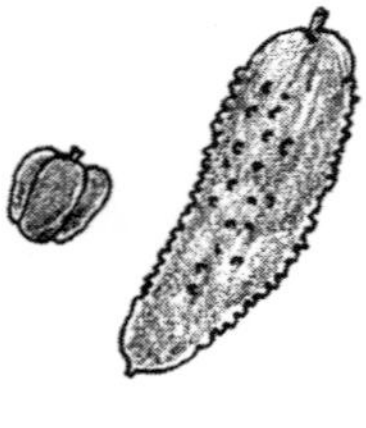

第7章　子宝体質を維持する生活習慣

習慣にしてしまえばこっちのもの！

第8章　妊活に振り回されない心の持ち方

ニュートラルな気持ちを保つコツ

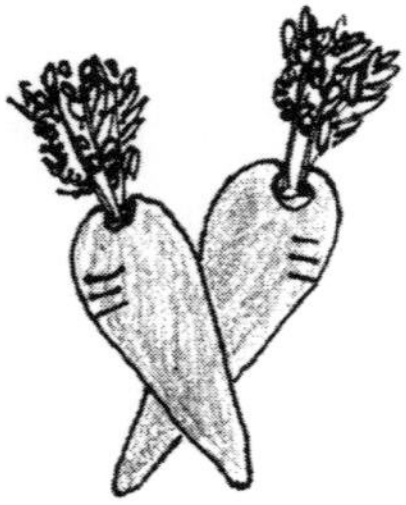

第1章

私の不妊治療体験

35歳からの妊活は暗いトンネルを走るようだった

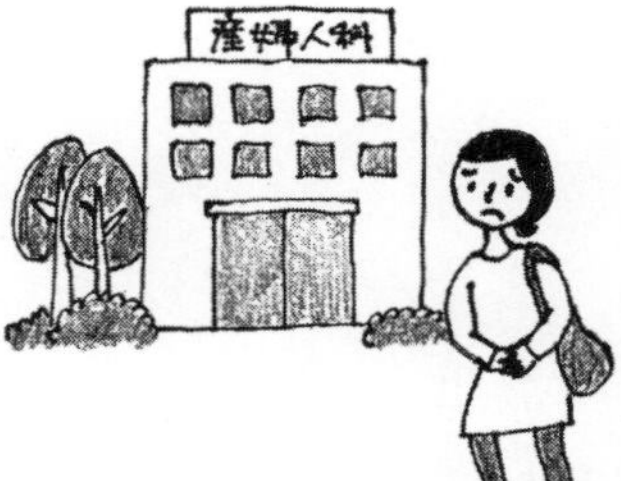

1　健康に自信のあった私はいつでも妊娠できると思っていた

私の人生で、最も努力しても、自分の思いどおりにいかなかったこと、それは妊娠でした。

今でこそ私は「子宝体質カウンセラー」として不妊カウンセリングと食事指導をしていますが、妊娠までの道のりは困難でした。

＊ブライダルチェック

新婚当初35歳の私は、「避妊を止めれば赤ちゃんはすぐにできる」と信じていました。当時は、〝ブライダルチェック〟という言葉が流行り出した頃。これは、結婚前後に産婦人科に行き、感染症をはじめ、ホルモンバランスや婦人科系の病気がないかどうか等々、つまりは妊娠に対してマイナス要因はないかを確認する検査です。大切なことだから、とりあえず私も受けてみようと、軽い気持ちで地元の産婦人科にブライダルチェックに行きました。

すると、血液検査と超音波検査の結果、子宮筋腫と高プロラクチン血症が見つかりました。

子宮筋腫は、ご存知のとおり、子宮にできる良性のこぶです。場所によっては、妊娠出産に悪影響が出ます。そして、高プロラクチン血症とは、プロラクチンというホルモンが基準値よりも高くなってしまう状態です。

プロラクチンとは、乳汁の生産を促すホルモンで、本来は出産してから授乳時に高くなるのが正常なのです。非妊娠時にプロラクチンが高くなると、妊娠にマイナスな生理不順や排卵障害などの要素が出てきます。そして、大幅に基準値を超える場合は、精密検査が必要ですが、私の場合は月経周期も正常でしたし、そこまで心配するほどプロラクチンが高値ではなかったので、薬を飲むだけとなり、筋腫についても経過観察となりました。

不妊カウンセラーとなった今の私から見ると、そんなにショックを受けるほどの状態ではないのですが（むしろ当時の食生活と生活習慣を思い返せばそれだけで済んだのはありがたいことです）、何の知識もなく、健康にはとても自信があった当時35歳の私は、その検査結果にものすごくショックを受けた記憶がいまだに思い出されます。

＊１年間は自己流で対処

結果を聞きながら涙ぐんだ私を見ながら、そのドクターは、「ずいぶん大げさな患者さんだな」と思ったのではないでしょうか。なぜなら、子宮筋腫は、30代の女性であれば、大なり小なり3人に1人は抱えている婦人病ですので、決して珍しいものではありません。高プロラクチン血症も、多少数値が高い程度です。しかし、不妊や婦人病の問題に向き合ったこ

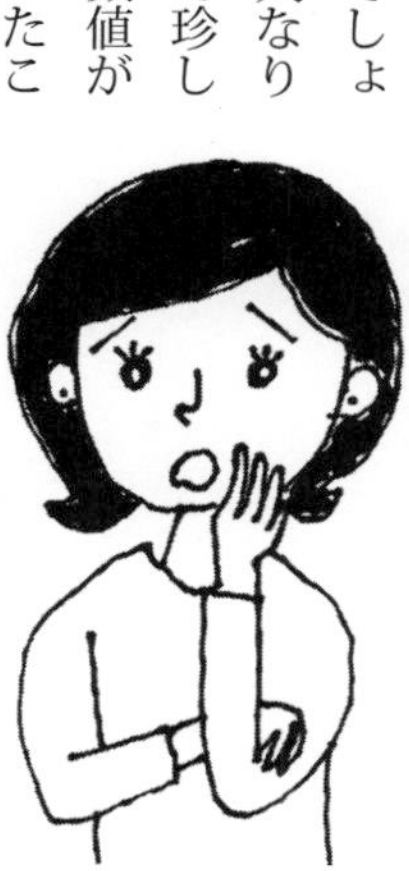

とのない私は、「まさか私に限って！」という感覚に包まれました。

その後は、不妊治療の本などを読み、自分の状態を理解し納得しました。それからは、特に肉体的に大きな問題もなかったので、36歳までの1年間は自己流でタイミングを取ることにしましたが、妊娠することはありませんでした。

2　不妊治療の始まりは不安だけではなく不思議なワクワク感もついてくる

＊不妊治療

1年が経過しても全く妊娠しないので、「これは、もしかすると、私たち夫婦は何か問題があるのかな？」と考え始めました。すぐに、インターネットで不妊治療専門クリニックを探し、自宅沿線で近場のクリニックを見つけ、初診の電話予約をしました。

電話口で、「赤ちゃんをご希望でよろしいですね？」と質問されたことが妙に記憶に残っています。「自分たち夫婦は、本当に不妊治療を始めるのだ」という緊張感が背中を伝いました。初診予約でもうすでに繊細になっていたのでしょうね。

＊自分の無知を知る

10年以上経っても忘れもしない、初めて不妊治療専門医の扉を叩いた日。夫と2人でクリニックに向かいました。待合室のソファーには、20人近い人が座っていました。雑誌を読んでいる女性、スーツ姿のカップル、基礎体温表をじっと見つめる女性など、様々な患者さんたちがいました。

その中で、私は、問診票の記入を始めました。すると、涙がツーっと頬を伝ったのです。「私は、どうしてこんな所に居るのだろう？　何で赤ちゃんが自然にできないのだろう？」。

メソメソしている私を見て、看護師さんが心配そうに声をかけてくれましたが、緊張が最高潮に達していた私は、看護師さんの言葉が耳に入りませんでした。

１時間以上経って診察室に呼ばれました。初めてお会いする院長先生は、穏やかな口調で、どうしてクリニック受診を決めたのか私に質問しました。私は、「私はまだ36歳ですが、夫が47歳なので、そろそろ急いだほうがよいと思いこちらに来ました」と答えました。

すると、「奥さん、あなたのほうが急がなくてはいけない年齢ですよ」と院長先生に返答されました。私は、一瞬頭が真っ白になりました。「えっ私？　私が急がなきゃいけないの？　36歳ってそういう年齢なの？」。ここでもまた、自分がいかに無知であったかを思い知らされました。

＊自分の受けた性教育を思い出せますか

話は脱線しますが、ご自分の受けてきた性教育をちょっと思い出してください。女性の出産適齢期やタイムリミットについて、じっくりと学びましたか？　私が思い出せる性教育は、避妊にフォーカスした、〝望まない妊娠〟を避けるための内容ばかりでした。そういう時代だったのですね。

今でこそ、世間では、〝女性は35歳から妊娠しにくくなる〟などと話題になっていますが、もっと早い段階で、私も正しい知識を持っていたら、ライフプランも変わっていただろうと思います。いいたらればですけどね（笑）。

＊ストレスの初めの１歩

一通りの検査は、夫婦共に特に問題なしでした。私に子宮筋腫はあるものの、その時点では妊娠に影響がある大きさではないと院長先生が診断し、この最初のクリニックでタイミング療法を開始しました。

不思議なもので、最初は緊張と不安でブルーだった気持ちが、治療が始まると、「これで妊娠するかもしれない！」と小さな期待が生まれ、ワクワクし始めました。

しかし、生理が始まると途端にガックリときます。このような、期待と落込みのジェットコースターのような心の揺れ動きは、妊娠を望み始めた人や不妊治療経験者でしたら誰もが経験することではないでしょうか。この気持ちのアップダウンによる疲労感は、不妊に悩み始めた人が経験するストレスの初めの1歩なのです。

＊体外受精は魔法の治療ではない

タイミング療法と人工授精を合わせて約1年続けたところで、37歳になった私は、思い切ってそのクリニックで体外受精に踏み切る決断をしました。いわゆるステップアップです。これ以上同じことを繰り返していても、進展がないような気がしてしまったのです。今考えれば、この時点でしっかり「食と生活習慣」を見直せばよかったのですが、それには全く気がついていませんでした。

初めての採卵、移植２回は、ともに陰性に終わりました。「こんなに頑張ったのに！　こんなに高額なお金をかけたのに！　何で妊娠しないの!?」と、悲しみと不安と深い落込みが私を襲いました。さらに困ったことに、子宮筋腫がどんどん大きくなってしまい、院長先生から手術を受けるようにすすめられました。

紹介状を書いてもらい、大学病院で検査をしました。やはり、２年前は小さかった子宮筋腫が、段々と着床の邪魔をするような位置に張り出して、大きくなっていたのです。

大学病院側の意見も、手術をしてきれいな子宮になってから不妊治療を始めるほうがよいという結果になりました。体外受精が陰性という結果から、子宮筋腫の手術決定という流れは、私を不安の渦に引き込み、女性としての自分を否定されたような気持ちが生まれ始めました。

3　子宮筋腫の手術と信頼できる産婦人科医との出会い

＊子宮筋腫の手術

いよいよ大学病院での子宮筋腫の手術日がやってきました。37歳の12月でした。

手術の前日から入院し、その日の夜、何だか若くてチャラそうな男性の産婦人科医がエコーで筋腫を確認してくれました。キラリと首に光るネックレス。一瞬見た目がドクターっぽくないので、「えっ、あなた?」と思いましたが、経膣エコーが全く痛くなく、非常に丁寧な手さばきと優しい態度で、見た目とのギャップに私は驚きました。

手術当日の朝は、「90%の不安と10%の決意」くらいの比率でしたでしょうか。初めての入院、初めての手術。案の定ほとんど眠れませんでした。

そして、今でも忘れないシーンは、心配そうな夫と母に見送られ、ストレッチャーに乗り、手術室へ運ばれるあの鼓動が最も早くなる時間です。

手首に患者を識別するバーコードの輪をつけられ、何度も震えた声で名前と生年月日を返答し、私が私であることを念には念を重ねて確認し、ようやく寒々しい手術室へ入るのです。病室から手術室までの道のりは、約10分くらいでしょう。私は、現在までに手術を4回経験していますが、一番恐怖感が強かったのは、やはりこの初めての手術でした。

＊素晴らしい産科医との出会い

カチャカチャと手術の道具を準備する音、ドラマで見るような心電図のモニターや機材の数々、てきぱきと動く手術室のスタッフ。

私は、細長く幅の狭い手術台に乗り換えて横たわり、腕から点滴を入れられました。すると、私の右横に、ピッタリと執刀医らしき男性が立ちました。顔は、マスクと帽子で目しか見えなかったのですが、キラリと首に光るネックレスで誰だかすぐにわかりました！「あっ、昨日の若い遊んでそうな先生だ！　ええ！　大丈夫なの!!」。そう思った瞬間に麻酔が効き始め、そのまま意識が遠のきました。

これが、私の不妊治療ストーリーには欠かせない、産婦人科医の小松保則先生（現在、六本木レディースクリニック院長）との出会いです。

後に、私が流産してしまったときの、「５　妊娠陽性反応から流産という地獄」にも登場しますが、私が〝長く暗いトンネル〟と呼ばれる不妊治療を頑張ってくぐり抜けていけたのは、小松先生のお陰と言っても過言ではありません。

３時間に及ぶ手術は成功し、私は、無事に目を覚ますことができました。翌日、麻酔が切れてからは、お腹の傷が予想以上に痛く、悶絶しながらトイレまで歩く練習をしました。しかし、人間の治癒力はすごいですね！　３日も経つと、人間らしい感覚を取り戻していきました。

小松先生は、回診の度に、治療の話だけではなく、面白い世間話をしてくれました。私は、直観的に「この先生は勉強ばかりしてきたドクターではなく、人として楽しいことも辛いこともたくさん経験してきた方なのだな」と察しました。

私は、恐怖でしかなかった手術と引換えに、気兼ねなく話せ、信頼でき、少し破天荒で、人間味溢れる素晴らしい産婦人科医と出会うことができたのです。

4 体外受精という名の高額ジェットコースターに乗せられて

＊元のクリニックで2回目の採卵

手術から半年が経ち、経過は順調でしたので、私はまた元の沿線近くのクリニックに戻りました。凍結卵も使い切ってしまったので、また採卵から出発です。

このとき、私は、何の疑問もなく同じクリニックで2回目の採卵をしたのですが、残念なことに、8個採卵したうちの1個しか凍結することができませんでした。院長先生は、がっかりする私を励ますように、「例えば悪いかもしれませんが、採卵は福引のガラガラのようなものです。福引はガラガラっと回してポンっと出てきた玉がアタリかハズレか、ですね。これと同じように、採卵の場合は採れた卵子が赤ちゃんになれる卵子かそうでないか、です。人間ですから、よい周期もあれば悪い周期もあります。ですから、何回か採卵を繰り返しているうちによい周期に当たるでしょう」と説明してくれました。

私は、院長先生のおっしゃることは頭では理解できたのですが、心がついてこられずとても落ち込みました。

現実は、注射代金、採卵費用、培養費など、お金は湯水のように流れ出ていくのです。「私はもう38歳、このままではダメだ！」と思い、転院を決意したのでした。

＊クリニックの転院

２つ目の不妊治療専門クリニックに選んだのは、有名な体外受精専門クリニックでした。そのクリニックを選んだ理由は、「きっと有名なクリニックに通えば妊娠できるはず！」という、実に単純なものでした。当時の私は、自分の心身の状態と不妊治療施設の治療方針とがマッチしていることの大切さまでは、考えられていませんでした。

実際に通院してみると、その患者さんの多さと流れ作業的な治療にはじめは圧倒されましたが、通っているうちに段々と感覚が麻痺しはじめ、まるで仕事をするかのように、淡々と通院をしていました。

１日に何百人もの患者が受診する施設ですから、複数の医師がいて、ロシアンルーレットのようにどの医師に当たるかはその瞬間までわからず、余計な会話は極力しません。とにかくスピード感に溢れるクリニックで、患者は、体外受精という名のジェットコースターにポンと乗せられ、「ワー！キャーッ！」と言っているうちに、１周期が終わ

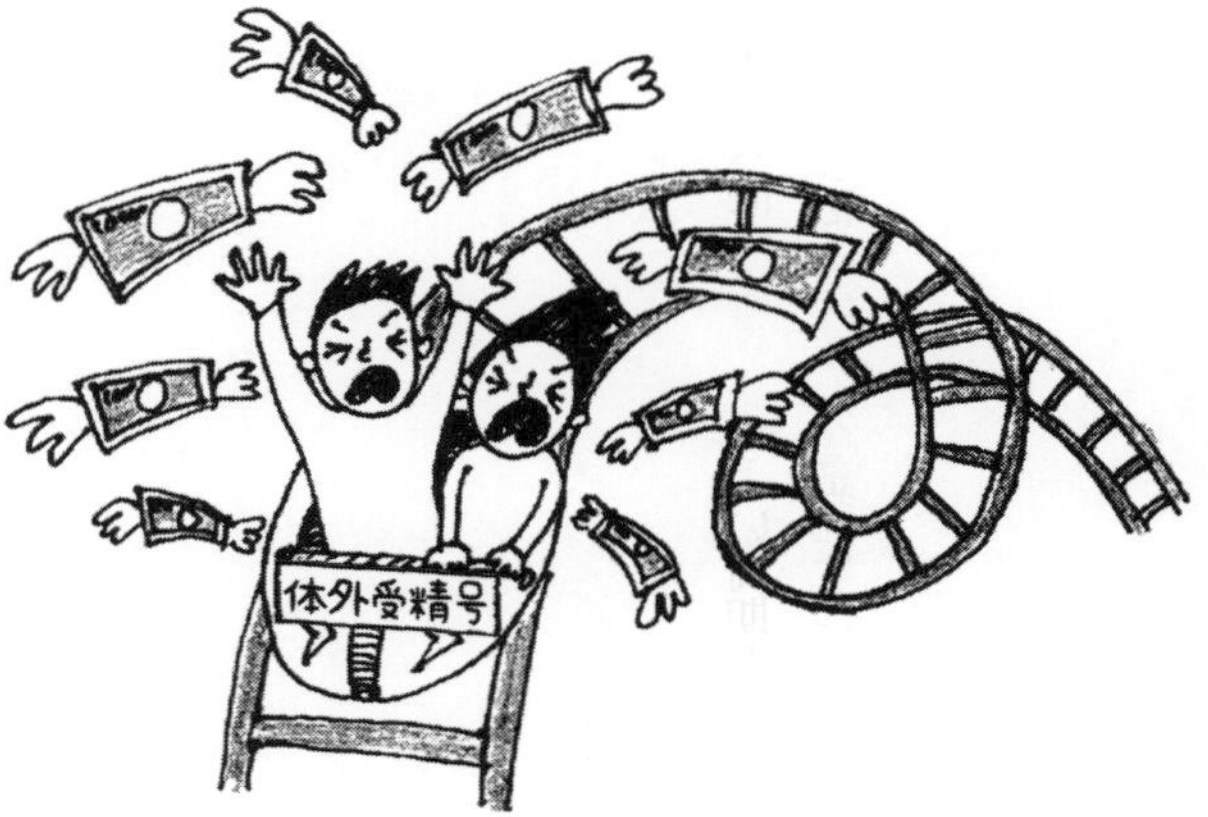

るといった流れでした。

＊不妊治療の奴隷

この頃、私の頭の中は、常に治療と仕事のスケジュールのことで一杯でした。何か予定を入れるにしても、採卵、移植のことを考えてスケジュール管理をしていました。何をするにしても妊娠に結びつけ、旅先で神社仏閣を訪れた際には、必ず赤ちゃんのお願いをしていました。そのときの私は、「不妊治療の奴隷」になっていたと言っても過言ではありませんでした。

5　妊娠反応陽性から流産という地獄

＊3回目の移植で初の陽性

そんなスピード感満載のクリニックにおいて、3回目の移植で人生初の陽性が出ました！

妊娠判定日には、十分なホルモン値が血液検査で示され、その数値と年齢から割り出された出産までたどり着ける確率は約70％でした。

診察室で胸が高鳴り、飛び上がりたい気持ちになり、「ようやくこれで私も暗いトンネルから抜け出せる」と安堵しました。

夫も私の陽性報告をとても喜んでくれて、食事をしながら2人で幸せなひと時を過ごしました。

＊エコーで胎嚢は見つからず

通常、そのクリニックでは、陽性判定が出ると、その10日後あたりに診察があり、赤ちゃんの袋である胎嚢《たいのう》が子宮の中にあるかどうかを確認します。しかし、私の妊活はそう上手くはいきませんでした。

私は、10日を待たずにクリニックに駆け込まなければいけない事態になりました。出血してしまったのです。

妊娠初期の出血はよくあることなのですが、やっとの思いでできた初めての妊娠です。下着についた血液を見た瞬間は、心臓あたりに冷たいものがツーと走り、クリニックまでの道のりは生きた心地がしませんでした。

エコーで胎嚢は見つからず、血液検査の結果では、ホルモン値は微妙に増えているだけで、妊娠週数相当の十分な値は出ていませんでした。

医師から告げられた言葉は、「子宮外妊娠の可能性あり」でした。私は、天国から地獄へ突き落とされました。

ほんの数日前までは、夫と２人で喜んでいたのに……。私は、クリニックでお会計を待つ間、涙を堪えることができませんでした。

「次の診察まであと１週間ある。私はどうしたらいいだろう？　このまま、流産で終わるのか？　それとも最悪は、子宮外妊娠で卵管摘出か？　なぜ神様は私に赤ちゃんを授けてくれないのだろう。

何で。何で、うちには赤ちゃんが来ないの？」。

頭の中をぐるぐると、今までのことや今後のこと、仕事のことが駆け巡りました。

＊繋留流産確定

結局、２週間後に、ものすごく遅れて子宮内に胎嚢が出てきました。しかし、週数通りの正常な進みでない上に、心拍は確認できませんでした。子宮外妊娠は免れましたが、流産は確定です。

その体外受精専門クリニックでは、経膣エコーを入れてほんの数秒で、「はい、繋留流産《けいりゅう》です」と、まるで「はい、排卵日です」というような口調ですぱっと診察されました。一見、冷たい対応に感じますが、お陰様でこのときは取り乱すことなく、淡々とその事実を受け入れることができました。

私は、子宮筋腫の手術をしてくれた小松先生の元に戻り、大学病院でソウハ手術を受けることになりました。小松先生は、流産の確定をするために、とても長く慎重にエコーで私の子宮内を確認してくれました。素人の私が見ても丸い胎嚢の中には心拍はなく、それでも丁寧に時間をかけて確認してくれました。その心のこもった温かい診察に、私は内診台の上で涙をこぼしました。

＊ソウハ手術

ソウハ手術の朝、小松先生が「手術室で待っているからね」と、病室まで声をかけにきてくれました。

私は、1年半前の子宮筋腫の手術のときと同じようにストレッチャーに乗り、心配そうな夫に見送られました。手術室までの道のりと通過儀式は、1年半前と全く同じなのに、私の心は全く違いました。

恐怖感しかなかった1年半前でしたが、今回は小松先生の励ましのお陰で、こんなふうに思えたのです。「私は妊娠できる体だ。きっとまた妊娠できるに違いない」と。

自分で手術台に上がり、横たわると、ふと最後にエコーで見た小さな黒い丸を思い出しました。私は、お腹の胎嚢とお別れすることが急に寂しくなってしまったのです。中身は何もないただの丸。赤ちゃんが入るはずだった部屋。そんな空っぽの部屋ですら私は愛おしいと感じたのです。

私は、思わず手術台の上で泣き始めてしまいました。すると心配した麻酔科の先生が、「大丈夫ですからね」と優しく声をかけてくれ、涙をぬぐってくれました。そして、マスクが顔につけられ、私は泣きながら意識を失っていきました。

＊夫も辛い１か月だった

目が覚めると、そこは病室で、夫が心配そうに私の顔を覗き込みました。麻酔の影響で頭がボーっとしている私は、そのとき何を話したかは思い出せません。ただ、夫は、相当疲れていたようで、面会時間終了前に病室を出て行きました。

翌朝、私は、すっきりと目が覚めました。腹痛もなく、体調はよかったです。夫が病院まで私を迎えに来てくれたのですが、辛そうに「脇腹が赤くて痛がゆい」というので、近くにいた看護師さんにも一緒にのぞいてもらいました。すると確かに赤くぶつぶつしたものがありました。

看護師さんから、「帯状疱疹かもね、すぐに皮膚科に行ったほうがいいね」と言われたので、帰宅後すぐに皮膚科へ。予想どおり帯状疱疹でした。ストレスや疲労でも発症しやすいといわれている帯状疱疹。

思えば、妊娠判定日からソウハ手術までの約1か月間、夫もハラハラした毎日を過ごしたのです。私の手術も無事に終わり、やっとかたがついたその日に、帯状疱疹になってしまいました。普段あまり感情を表に出さない夫ですが、たくさん心配してくれたようです。

術後の経過は順調で、何度か生理を見送ったあと、私は、またスピード感あふれる体外受精専門クリニックに再度通院し始めました。そして、私の行動や思考が段々おかしくなっていったのもその頃です。

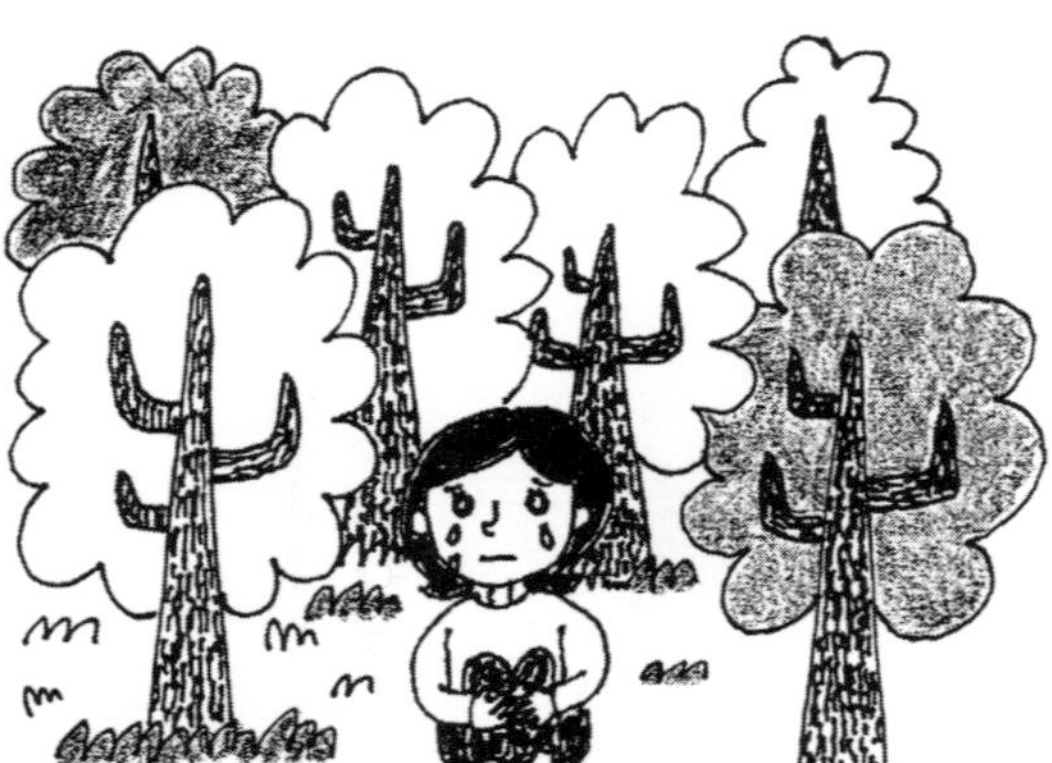

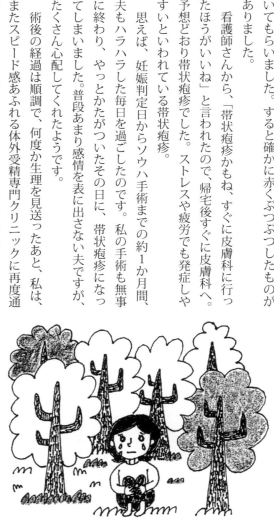

＊妊活ビジネスにはまっていった私

妊娠によいと言われるサプリメントをやたらと買い漁ったり、健康食品や高価な水に手を出してみたり……、そうかと思うと占い師を訪れて自分は妊娠できるかどうか聞いてみたり……、お金と他人任せの体質改善もどきを始めたのです。

そして、ただ採卵移植を繰り返し、通算７回目の移植が陰性に終わったときに、私はもう気が狂いそうになりました。しかし、どうしても赤ちゃんを諦められなかったのです。できないとなると増々欲しくなるのが人間です。そのときの私は、〝妊娠によい〟と聞けば、何にでも飛びつくといった勢いでした。

そうです、私は完全に「不妊の森」で迷ってしまいました。

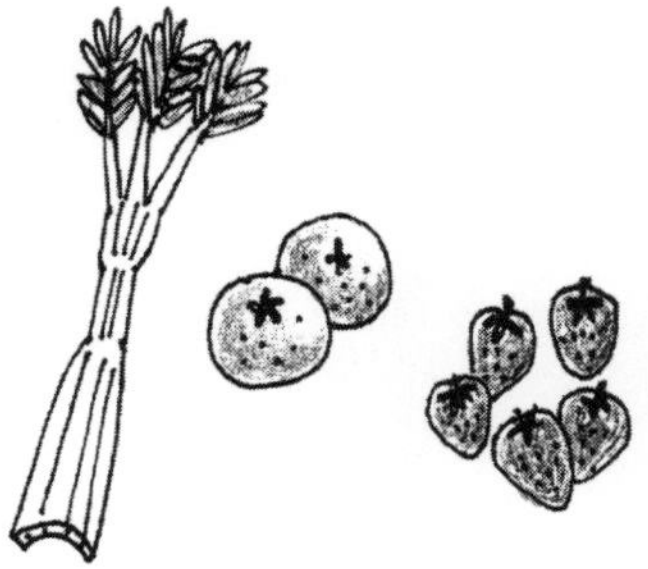

コラム

産婦人科医が不妊治療の現場に来て感じた価値観の違い

六本木レディースクリニック院長　小松　保則

私は、大学病院でがんなどの婦人科治療を学び、たくさんの手術を経験し、それと同時に多くの妊娠・出産にも携わってきました。その中には、切迫早産で長期間入院する方や長時間の陣痛に耐えた末に帝王切開で出産する方、不妊治療の末妊娠したが流産に至ってしまう方など、1人ひとりに長く携わり、命や出産の尊さに触れてきたつもりです。そして、この想いは、不妊治療に携わる医師も同じだと思っていました。

しかし、不妊治療の現場では、患者さん1人ひとりに向き合うのではなく、流れ作業のように効率よく物事を進める現実に、少し戸惑いました。

例えば、ホルモン値の結果だけで患者さんの考えを聞かずに治療方針を決めたり、高齢というだけで治療を断ったり、双子のリスクも話さずに妊娠率の向上のためだけに受精卵の複数個移植をすすめたりと、様々な場面を目の当たりにしました。

これはすべて病院側のエゴです。

確かに、高い確率を目指して何が悪い？　と思うかもしれませんが、それは患者さんと話し合って決めることであって、押しつけるものではありません。ほとんどの医師がコミュニケーション不足だと思います。

私は、そのようなことがないよう、病院の方針に患者さんをはめ込むのではなく、患者さんとしっかり話し合い、よりよい関係性を築き、1人でも多くの人に喜んでいただけることに尽力していきます。

第2章

ずっとダメだった私がコウノトリを捕獲できた理由

それはマクロビオティック望診法と自分に合った不妊治療専門施設だった

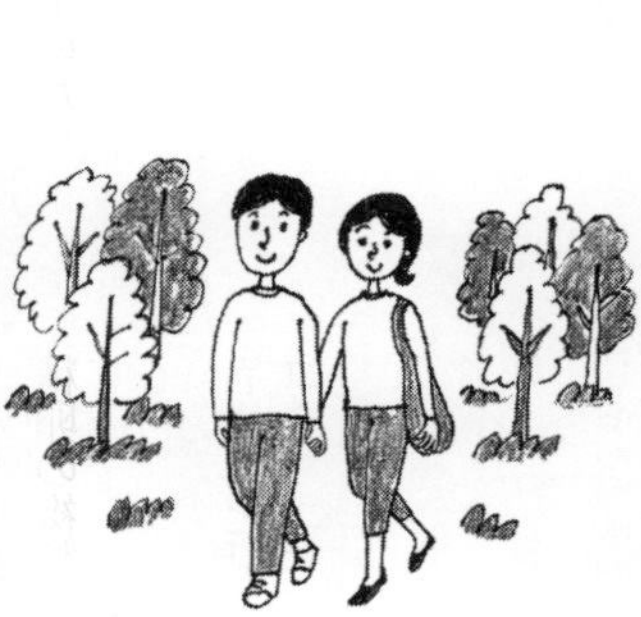

1　山村慎一郎先生との出会い

＊マクロビオティック望診法

７回目の移植が陰性に終わり、不妊の渦に流されていたときに、ひょんなきっかけで〝マクロビオティックの子宝講座〟があることを知りました。「食」には多少興味があり、自己流で本など見ながらマクロビオティックをほんの少しかじっていた私は、藁《わら》をもすがる思いで講座に申し込みました。

当日、教室へ出かけてみると、白髪の優しそうなおじいさんが先生でした。これが、私の不妊治療ストーリーに欠かせない２人目の人物、マクロビオティック望診法第一人者の山村慎一郎先生との出会いでした。

１２０分という短い講座でしたが、自分の「食」に対する考え方がいかに偏っていたかということを痛感した貴重な時間でした。現代栄養学と日本人の体に合う食とは、似ているようで異なっていることを学び、特に耳が痛かったのは、スイーツや肉との付合い方でした。そして、自分が本やネットで仕入れていたマクロビオティックの知識は、万人に当てはまるのではなく、大切なのは１人ひとりの体質を考えて、「何を食べるのか？」を決めていくことなのだということがわかりました。目から鱗の１２０分を終えて、私は山村先生の個別カウンセリングを受けることにしました。

山村先生にしっかりと望診をしていただき、私の体質を分析してもらいました。お休みする食材、積極的に摂る食材や調理法、おすすめの献立、マクロビオティックの考え方などを教えていただきました。

妊活の迷子になっていた私は、「自分の体は自分の食べた物でできている」とようやく悟り、39歳、もう本気でやるしかないとマクロビオティック食事療法を実践する決意をしました。

行動力だけが取り柄の私に、山村先生は、「あなたは性格的に真剣に取り組みそうだから、ちゃんとやれば9か月くらいで赤ちゃんできるんじゃないかな」とおっしゃったのですが、私は、「あれだけたくさんお金をかけて治療してきてもダメなのに、そんな簡単に授かるわけないじゃん。変なことを言うおじいさんだな」と思ったのは、懐かしい記憶です。

＊子宝体質へ

さあ、早速、実践です。まずは、調味料をすべて上質な物に買い替え、毎日の食事をできることから変えていきました。ちなみに、いつも私の合言葉は、「きょうが一番若い！」です。だから、きょうという日を大切に、できることをやると決めました。

すると、早くも、食事療法を始めてから2週間で、体に変化が出てきました。足のむくみがとれたのです。ぼてっとしていたふくらはぎが、筋の見えるスッキリとしたふくらはぎへと徐々に変化していきました。さらに、特別な運動は何もしていないのに2キロほど体重は落ち、ぽっちゃり体形だった夫までスッキリした体形になっていきました。

そして、3か月もたつと、夫も私も疲れにくい軽い体へと変身していました。生理前のだるさとイライラと頭痛がなくなり、経血はサラサラで、生理痛はゼロになりました。「これは確実に以前と体が違うぞ！」と体質が変化したことを確信しました。そう、私が提唱する子宝体質になっていたのですね。

2　自分が納得できる不妊治療クリニックへ思い切って転院！

＊オーダーメイド方式の治療が売りのクリニックへ

自分の体に自信の出てきた私は、スピード感満載の有名クリニックに、「1回の採卵でもっと採卵数を増やしたいから、排卵誘発の注射を打ってほしい」とダメ元でお願いしてみました。「それはうちの方針ではないから、よその施設でやってください」と予想どおりの返答でした。

その頃、都内にあるオーダーメイド方式の治療が売りのファティリティクリニック東京で、40代の方々が次々と妊娠していくブログがよく目にとまりました。クリニックのホームページを読み込み、自分の望んでいる治療をしてくれそうな感じがしたので、早速初診の予約をしました。

初診は、私の不妊治療ストーリーに欠かせない3人目の人物、院長の小田原靖先生でした。私の治療歴をまとめた用紙をじっくりと見て、静かな口調で「ずいぶん長く頑張って来たのですね。大変だったことでしょう」と、ねぎらいの言葉をかけてくださいました。

以前のクリニックでは、スピード感満載、基本的に診察は秒察というスタンスに慣れてしまっていたので、ファティリティクリニック東京で流れる穏やかなムードに拍子抜けしました。「同じ不妊治療の施設でもこうも違うのだな」と勉強にもなりました。

体外受精説明会にも参加し、クリニックの治療方針を再確認して、しばらくここで頑張ってみようと決心がつきました。

初めての自己注射もクリアーし、採卵・移植と順調に進みましたが、結果は陰性でした。しかし、不思議なことに落込みはほとんどなく、すぐに気持ちを切り替えて次周期の戦略を考えることができました。

この安定した気持ちをキープできた理由の1つに、「食養生と生活習慣の改善」が大きく影響していると言えます。後の章でお話しますが、食養生を実践して、気持ちのアップダウンが減ったという方は珍しくありません。

＊妊娠にしがみつく気持ちが薄れたタイミングで妊娠

クリニックでの2回目の採卵は、暑い8月に行いました。食事でしっかりと栄養を摂り、夏独特の冷えに気をつけていた私は、夏バテ知らず元気一杯の40歳でした。

採卵で採れた卵子は3個、そのうち凍結できた胚盤胞《はいばんほう》は2個と、40歳にしては上出来でした。10

月の移植に向けて仕事をしながら食養生を続けていました。

この頃になると、食養生のメニューが当たり前となっていて、何かを頑張っているという感じではなく、当たり前のことを自然と続けているといった、とてもリラックスしてニュートラルで穏やかな心と体になっていました。

食養生を始めてから10か月が経ちました。実りの秋、10月に私はファティリティクリニック東京で2回目、通算9回目の移植をしました。

この頃の心境はというと、「できるときはできる、できないときはできない」と悟ったような、「ケセラセラなるようになれ！　時の流れに身を任せ！」とお馴染みの名曲のように、妊娠へのしがみつきから解放されていたように思います。自分でできることは、すべてやり切ったように思えたのです。

判定日の結果は陽性でした。実は、移植した受精卵は、あまりグレードのよいものではなく、「妊娠する確率は低いでしょう」と小田原先生の予想でした。

しかし、そんなマイナス要因はよそに、私たち夫婦の受精卵は見事に着床、妊娠ホルモンの数値も十分でした。

普段クールな小田原先生が、「正直、あまり期待できない受精卵かと思いましたが、うまくいきましたね。これだから、妊娠の世界はわからないのです！　だから、この仕事は面白い！」ととても嬉しそうにほほ笑んでお話してくれました。

3　5年間の不妊治療を経て40歳で第1子を出産

＊2人目も欲しくなった

翌年の２０１４年６月、大学病院にて予定帝王切開で長男を出産しました。執刀医は、もちろん小松先生です。子宮筋腫の手術、流産の手術とずっとお世話になっていたので、安心して帝王切開に臨めました。

その後、長男が2歳になり、私は2人目が欲しくなりました。そのとき私は43歳でした。すでに不妊カウンセラーになるための勉強は始めていましたので、43歳での妊娠がいかに難しいかは、重々承知でした。と同時に、０％ではないことも明らかなので、ダメ元でファティリティクリニック東京を久しぶりに訪れました。もともと低かったＡＭＨ（発育過程にある卵胞から分泌されるホルモンで、女性の卵巣予備能を知る指標になると考えられている）は、２年前の半分になっていました。体外受精を2～3回やってダメなら、それで妊活は終了しようと夫婦で話していました。

１回目の採卵移植は、陰性に終わりましたが、気落ちする暇もないくらいに育児と仕事の嵐のような日々を送りながら、２回目の採卵周期に入りました。採れた卵子は2個。その１つが胚盤胞まで育ち凍結することができました。そして、妊娠判定の結果は陽性でした。

翌年の2017年7月、私は2児の母になりました。44歳になる誕生日の2日前です。長男の時と同様、またまた小松先生が執刀医です。もっとも、2回目の帝王切開です。最初から最後まで和やかなムードでお腹と幕を閉じました。

さすがに99・9%、44歳の体での出産はハードだったようで、産後、血圧が一時的に上がってしまったり、副鼻腔炎になったりと母体の劣化は著しかったですが、43歳の卵子と54歳の精子からでも元気な赤ちゃんを授かることができました。

4 当たり前の生活が難しい現代人

＊食養生の実践がポイント

20代のときからメチャクチャだった私の「食と生活習慣」、「未熟な生殖の知識」が、子供を望む女性であれば人生のなかで重要な位置を占める「子宝プラン」を狂わせたと思っています。

しかし、不妊治療を通して生殖の大切なポイントを知り、39歳で始めた食養生を実践してから、私の心と体はメキメキと変化を遂げ、その結果、40歳と43歳で出産できたのではないかと思います。

こういうと、「何かすごく特別で難しいことをしたのではないか？」と思われるのですが、特別なことは何もなく、情報に振り回されることなく、ただ自分の体質を正しく知り、体質と風土に合った食生活を送り、当たり前の生活習慣を送っただけなのです。

ただ、その〝当たり前のこと〟が、現代人にとって難しいのです。しかし、私は、そんな簡単で当たり前のことを実践していく大切さをたくさんの方に本書でお伝えしたいと思います。なぜなら、それが子宝への一番の近道だと経験しているからです。

＊健康な体の延長線上にある妊娠

誰もがトライしてみたい体質改善。今はやりの３か月で筋肉がついて痩せるダイエットや、運動選手がトライしたことで人々に知れ渡ったグルテンフリーの食事療法など、「食」による体質改善の種類は様々です。

私が子宝相談でお伝えしている東洋医学ベースのマクロビオティック望診法とは、何か１つのテーマを決めてそれだけに向かって「食」を究極に絞るのではなく、体全体のバランスを食とお手当で改善していくことによって、心身の不調を取り除き、健康長寿を目指す食養生法です。そして、私は、心身共に健康な体の延長線上に妊娠というプレゼントがあると考えています。

本書では、あまり馴染のない東洋医学の知識や専門用語で「食」を説明することは少なめにして、わかりやすい実際の事例や、誰もがきょうから実践できることを生活に寄り添った言葉でお伝えしようと思います。

なぜなら、多くの方に、子宝への近道は「食養生と生活習慣の見直し」だということを理解して欲しいからです。

コラム

不妊検査3種の神器あっての食養生ですよ!

小山田　明子

妊活している方で、マクロビオティックや代替療法、東洋医学にハマりすぎてしまう人がいます。医者嫌いな人たちに、よく私は、「体さえ温めていれば妊娠しますよね?」と質問されることがあります。「食」の指導者であるとともに、有資格の不妊カウンセラーである私の答えは、「それだけではノー」です。

西洋医学を毛嫌いし、それ以外のものにだけ妄信してしまっては、大切な妊娠の時期を逃すことにもなりかねません。なぜなら、西洋医学に頼らなければわからない不妊の原因がたくさんあるからです。

初歩的なのが、卵管閉塞、精子の状態、クラミジアなどの感染症、FSH(卵胞の成長とエストロゲンの分泌を促すホルモン)、AMHなどホルモン値から予測する卵巣機能の評価などです。よくあるシナリオは、「女性が性交で簡単に感染するクラミジアにかかり、自覚症状がないため放置。結婚後妊娠しないが、病院嫌いなため、代替療法だけで5年間自己流タイミングをとる。全然妊娠しないので、いよいよ不妊クリニックに行き、検査をしたらクラミジア感染症による両卵管閉塞で体外受精以外では妊娠は難しいことが判明」というもの。

西洋医学を毛嫌いし、放置した5年間が本当にもったいないです! もしも、これが35歳から40歳の5年間だったら? 男性不妊も同じことが言えますね。もしも、無精子症がわからないまま5年間過ごしていたら? どんなに体によい食事をしても癒着した卵管は元に戻りません。

ですから、赤ちゃんが欲しいと思ったら、まずは確認のために、①精液検査、②子宮卵管造影(エコーも含む)、③血液検査(感染症と基本のホルモン値)をして欲しいのです。その上で、食養生や代替療法で体を整え、「東洋西洋両輪で回していく」のが授かる体をつくる基本の「き」です。

第3章　マクロビオティック望診法って何だろう？

You are what you eat. あなたはあなたの食べた物でできている

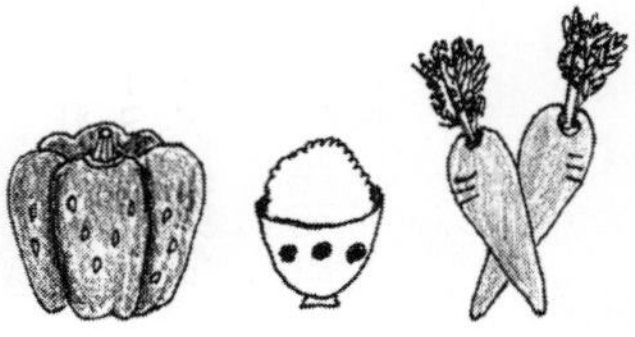

1　マクロビオティックって聞いたことある⁉

＊マクロビオティックとは

マクロビオティックは、海外のセレブの間で流行したため、欧米の食事療法と誤解している方が多いようです。実は、マクロビオティックは、桜沢如一氏（１８９３〜１９６６年）が、石塚左玄の「食物養生法」の考え方と、東洋思想のベースとなる中国の「易」の陰陽を組み合わせた、「玄米菜食」をベースに、自然に沿った食事法を唱えたものです。その後、１９５０年以降、久司道夫氏によってマクロビオティックが体系化され、欧米を中心に広まりました。日本人が考え出した食養生ですから、基本は和食なのです。

では、「マクロビオティックを聞いたことがある！」という方に質問です。マクロビオティックとは、どんなイメージの食事内容ですか？

きっと世にはびこるマクロビオティックの情報を何となく知っている人は、「肉は絶対に食べないんでしょう？」とか、「玄米と野菜しか食べないんでしょう？　じゃあ、何食べるの？　食べるものないじゃん」というようなイメージを持っている方も少なくありません。これ先に言っておきます。

そのイメージ全然違います！（笑）。

＊マクロビオティックは自分で自由に選んで食べることが最終目標

マクロビオティックに出会う前の私は、毎日スイーツを食べて、肉もバリバリ食べていました。何も考えないで、ただ口から喉の快感のためだけに食べていたような気がします。それはひどい食生活で、今思い出すと苦笑いしてしまいます。しかし、そんな私でも、マクロビオティックの食養生をしっかり学んで、実践することができたのです。

ちなみに、今でも、時にはスイーツも食べますし、肉もいただきます。私が食べても大丈夫な頻度と量を、望診法によって見極めることができるからです。さすがに、調子に乗って連日パーティーメニューにしますと体に現れますので、自分の悪食を反省します（笑）。

＊長く思いっきり生きるための理論と方法

私がずっと学び、そしてたくさんの方にお伝えしたいマクロビオティックは、「あれ食べちゃダメ！　これ食べちゃダメ！」ということではありません。

もちろん、カウンセリングでは、クライアントのお話を聞き、体からのサインを見て（望診といいます。第3章の6で詳しくお話しますね）、過去に食べ過ぎた食材を少しお休みしてもらうということはあります。

しかし、それを「絶対に食べてはいけない！」としたらどうですか？　やりたくないと思いませんか？　マクロビオティックという言葉を聞いた人は、何だか難しそう……と思うかもしれません。

でも、マクロビオティックは、本当はとてもシンプルで簡単なものです。

マクロビオティックという言葉は、3つの部分からできています。

「マクロ」は、大きい・長いという意味です。「ビオ」は、生命のことです。「ティック」は、術・学を表します。

この3つをつなげるとどうなるか？　「長く思いっきり生きるための理論と方法」というわけです！

そして、そのためには、「大きな視野で生命を見ること」が必要となります。

もし、あなたやあなたの愛する人が、今、不妊に悩んでいたり、肉体的または精神的に問題を抱えているとしたら、まずできるだけ広い視野に立って、それを引き起こしている要因をとらえてみましょう。

その最初の1歩が「食」の見直し！　すなわち、あなたの体、生命をつくっているものを見直すことから始めてみる！

それが、マクロビオティックの出発点です。

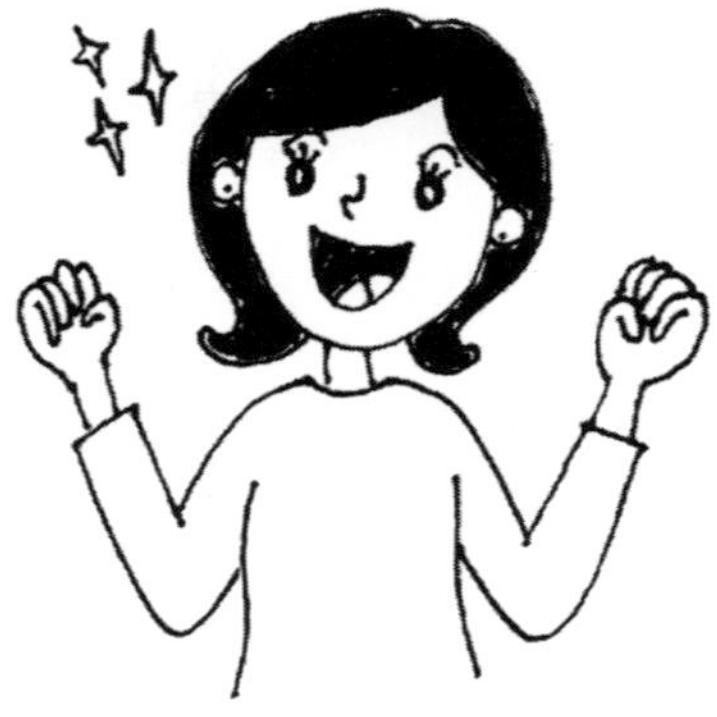

2　すべての物事は陰と陽から成り立っている

＊陰陽

インターネットなどで、「この食べ物は体を温めるもの、この食べ物は冷やすもの」というような記事を見たことはありますか？

物理的に調理された温かいものを食べたり飲んだりすれば体がポカポカすることがわかりますし、逆にかき氷を食べれば体が寒くなる感覚がわかりますよね。

実は、マクロビオティックでは、調理する前の食材そのものにも冷やす食べ物（陰性）、温める食べ物（陽性）、どちらでもない食べ物（中庸）と、大きく分けて考えることができます。これを食べ物の陰陽といいます。

では、その陰陽とは、いったいどういうことなのでしょうか？　東洋の思想では、すべての物事は陰と陽から成り立つと考えます。ここで具体的に食材の陰陽をお話する前に、大まかな陰陽の考え方について説明しましょう。

＊女と男も陰陽で分けられる！

さて、突然ですが、あなたは次のマークを見たことはありますか？

黒の勾玉《まがたま》と白の勾玉とが混ざり合うことなく、まるでぐるぐると回っているかのように見えるこの図の名前は、『太極図《たいきょくず》』といいます。

この太極図は、とてもシンプルな図ですが、東洋医学の基本中の基本で、黒の勾玉と白の勾玉は、それぞれ「陰」と「陽」を表しています。

私たちを取り巻くすべての物事は、「陰」と「陽」に分けて考えることができます。そして、陰と陽は、必ず両方必要で、どちらが欠けてもダメなのです。

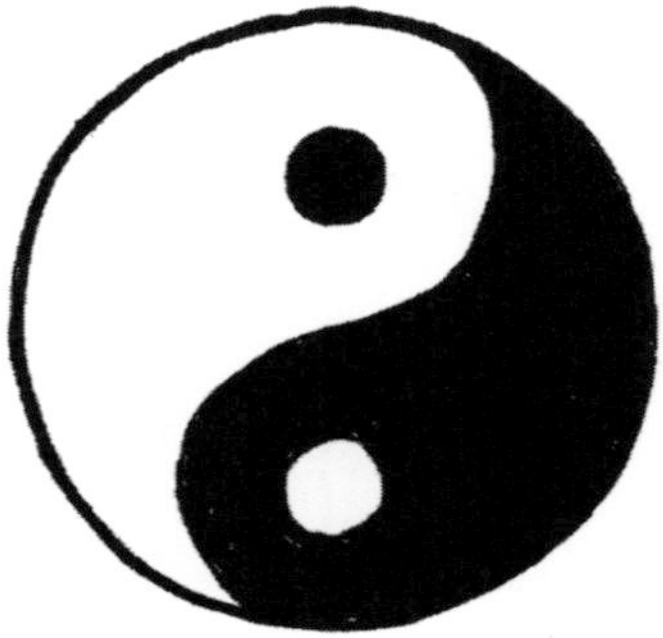

＊陰について
陰と陽と聞くと、「陰」にはマイナスイメージを抱いてしまいがちですが、私たちの身体を健康に保つためには、陰も大切な存在です。
陰陽の陰とは、「静かなエネルギー」のことをいいます。「静かなエネルギー」とは何かというと、その場にとどまる冷気のような落ち着いたエネルギーのことです。
東洋医学的に表される陰とは、次のようなものを指します。

・月

夜
水
裏
女

このように、陰を代表するものを見てもわかるとおり、どれも生活する上で欠かせない存在です。

この世に女性がいなければ、子供を産むことができないので、人間は絶滅してしまいます。

世界が昼だけで夜が来なければ、地球が乾燥し、水がなくなり、生物が絶滅してしまいます。表裏一体という文字どおり、表だけで裏がないというのは、やはり世界が成り立たないということなのです。

このように、私たちが住む世界の万物は、すべて陰と陽に分けられます。ですから、陰で構成されているものもこうしてたくさんあります。

「陰で構成されるものもなければ、世界は成り立たない」というのが、太極図の持つ深い意味の1つです。

＊陽について

「静かなエネルギー」の陰とは対象的に、「動き回る活発なエネルギー」が陽です。「動き回る活発なエネルギー」と聞くと、よいイメージしかありませんが、働き過ぎると、過労によって身体を壊してしまいます。

スーパーハイテンションの人と話すのは疲れますし、機械も動かし過ぎれば、すぐに壊れてしまいます。

このように、活発なエネルギーばかりでも、身体にはよくないのです！

東洋医学的に表される陽とは、次のようなものを指します。

- 日（太陽）
- 昼
- 火
- 表
- 男

陰ばかりでも世界はやはり成り立ちません。陽もなくてはならないものです。夜ばかりで、いつまでも日が昇らず、昼が来なければ、農作物は育ちません。日の光や活動エネルギーがなければ、やがて地球上のすべての生命活動が停止してしまいます。

また、地球上のすべてが女性だけでも、人間は絶滅してしまいます。やはり男性が必要です。どうですか？　陰陽どちらも必要不可欠ですよね！「陰と陽とで構成される世界と私たち」、これが太極図の持つ意味なのです。

ちょっと知っているとカッコイイ考え方ではありませんか？　飲み会の席で語ったら、「引く組」

と「興味ある組」に分れそうですね！　とにかく、陰だけでも陽だけでもこの世は成り立ちません。そして、それは、私たちの身体の中と食べ物にも言えることです。

３　「温める食べ物」「冷やす食べ物」とは何だろう？

＊食べ物の陰陽について

ある食材が、決まったシーズンにしか採れないというのは過去の話ですね。現代は、ビニールハウス栽培や養殖などの技術によって、ほとんどの食べ物が1年中採れるようになっています。そして、それらがズラリとスーパーマーケットに並んでいます。そんな飽食時代のお陰で、現代人は旬の食材を正確に把握できていないのが現実です。

ご存じですか？　季節外れの食材の生育環境は決してベストとは言えません。さて、それはどうしてでしょうか？　一緒に考えてみましょう！

旬の食べ物は、その食品にとってベストかつナチュラルな環境で育っています。そのため、栄養価も最高の状態です。また、鮮度がよく、味も最も濃くなるため、素材の味を楽しむことができます。無理して複雑に調理しなくても美味しいのです。

例えば、ほうれん草の旬は冬です。夏場にビニールハウスで育てたものと栄養価を比較すると、2倍以上もの差が出ると言われています。

今まで嫌いだった食材を旬の美味しいときに食べたら、実はすごく美味しかった！　なんて経験はありませんか？　もし、あなたに嫌いな食べ物があったとしたら、それは本当に美味しいときのものを食べたことがないだけかも知れませんよ！　そして、人の身体は、旬の食べ物を欲しているのです。

これだけ四季を感じない食材大国で生きている私たちの体は、もう旬の食材なんて求めていないかもしれないと思いそうですが、今も人と食材は、絶妙なコンビネーションを発揮しています。

＊夏が旬の食べ物は陰性

例えば、夏は、誰もが暑さに悩まされる時期です。そこで食べたいものが、トマトやナス、キュウリなどの旬の野菜です。これらは、身体を冷やす、すなわち「陰性の食材」なのです。食欲を増進させるなどの効果があり、暑い時期にピッタリというわけです。

「秋ナスは嫁に食わすな」ということわざがよく例に出されます。「秋ナスはとても美味しいから嫁に食べさせるのはもったいない」という意地悪な意味と、「秋ナスは体を冷やすから嫁が妊娠しにくくなるのでダメ」というお姑さんの思いやりの意味と両方あります。ナスは陰性なのですね。

＊秋冬が旬の食べ物は陽性

冬に食べる鍋は、格別に美味しいですね！

例えば、石狩鍋!!　石狩鍋のメインは鮭ですね。鮭は、「陽性の食材」です。鮭の産地ナンバーワンは北海道です。

北海道という寒冷地で採れる鮭は、陽性なのです。人々は、寒さで冷えた体を鮭の陽性で温めるのです。そして、晩秋から春先に甘くなる長ネギやカブ、根菜類も体を温めてくれる食材と考えます。

リンゴの旬は、冬です。果物は、陰性のものが多いのですが、リンゴは中庸です。青森県が名産地ですね。

寒さが厳しい北国で食べられるものですから、温めるまではいかないものの、それほど冷やしもしないというのがリンゴの優れた特徴です。

そして、日本には、古くから「春には苦味を食べよ」という言葉が伝わっています。

これは、ふきのとうやウドなどの山菜に含まれる栄養素が、気温の変化による体調不良を予防してくれることに由来します。

また、苦味の食材は、排便を促す作用があるとマクロビオティックでは考えます。冬の間に溜め込んだ老廃物を、しっかり春に排便させて、活発に動き始める準備ともとらえられます。

＊旬は鉄則！　旬を意識して買い物してみましょう！

旬に逆らって考えてみましょう。あなたは、真冬にスイカを食べたいと思いますか？

マクロビオティックで考えますと、スイカの特徴は、真夏の火照った体に水分を与える陰性の食材です。体の熱を冷まして汗で失った潤いを与えます。ちょうどよい分量を食べれば、水分を補いつつ、体内の水分循環をよくして、むくみの改善が期待できます。しかし、スイカは、陰性の食べ物ですから、食べ過ぎれば下痢をしたり頻尿になったりするのです。

このように、1年を通して何でも好きなものを食べられる時代でも、身体は今も旬の食べ物を欲し続けています。それが何よりも自然な姿だからです。

そして、旬の食べ物は、生活をより豊かにします。程よい「刺激」は、人の生活を豊かにします。同じものを食べ続けていては、それだけで身体は飽きてしまうでしょう。春は山菜そば、夏には夏野菜カレー、秋になったらサンマを焼いて、冬はカニや牡蠣を鍋にして野菜と食べるなど、季節によって食材を変えることで、1年が楽しくなるはずです。これは、四季が豊かな日本だからこそできる特権でもあります。

また、一般に、旬の食材は安く買えるもの。「食費を安くしたい」という方でも、食べ物を吟味する価値は十分にあります。

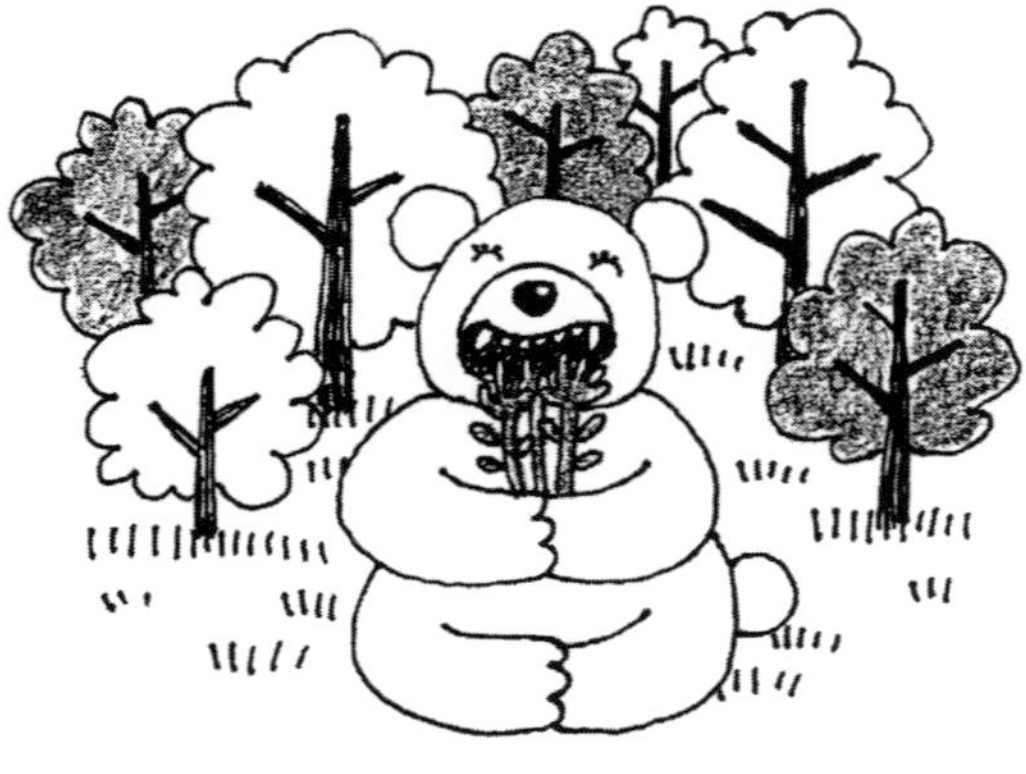

特に共働き世帯は、食生活が乱れがちです。今はまだ健康でも、10年後にはメタボリックシンドロームや高血圧などの生活習慣病に悩まされることになっては困ります。

カロリーや栄養バランスを考えることは大切ですが、それにプラスしてマクロビオティックの原理を使って「陰陽」を考えながら、旬の食べ物を積極的に摂ることで、ほてり過ぎず、冷え過ぎず、中庸の子宝体質への道が開けてくるのです。今よりもずっと健康になるだけでなく、四季折々の食事に触れることで、心も豊かになるでしょう。

4　何でもできる限り丸ごと食べよう！　一物全体という考え方

＊一物全体とは

次に、食養生をする上で大切なことは、全体食をするということです。マクロビオティックの世界では、一物全体《いちぶつぜんたい》というキーワードが頻繁に使われます。一物全体とは、「1つのものを丸ごと食べる」という意味です。これが全体食です。

1つのまとまりのある物（種子、実、葉、根など）は、その物がどこも欠けることなく全体の姿で完璧なバランスがとれているとマクロビオティックでは考えます。特に、種子や実は、そのまま次の世代を生み出せるほどですから、バランスのよい、生命力が強い食べ物といえるでしょう。

ミクロな観点から見ても、穀物の皮や胚、野菜の皮には、それ以外のところには入っていないビタミンやミネラルが含まれています。また、皮や芯など固い部分は、以前は消化に悪く、栄養があまりないとされていましたが、近年になって、食物繊維（ダイエタリー・ファイバー）が豊富なため、腸の健康に役立つことがわかってきました。これは、今はやりの腸内環境を整えること、腸活にも一役買ってくれますね。

つまり、なるべく何でも丸ごと食べたほうがよいということです。

とはいえ、米ならモミごと食べろと言っているわけではなくて、現実的に可能な範囲で、玄米や分づき米で食べましょうということです。

穀物は、できる限り精白しないほうがいいでしょう。「米」に健康の「康」で糠（ヌカ）です。糠が米に残っているほうが栄養価も高いです。葉菜なら、芯や根っこも工夫して食べるようにし、根菜はよく洗い、皮をむかずに調理しましょう。

例えば、人参や大根は、皮をむかなくても食べられますが、里芋は皮をむかないと無理ですよね。そんな感じで、できるものとできないものを区別してみてください。

＊大根やカブの葉がついていたらラッキー！

葉つきの根菜が手に入るときは、葉も無駄にしないようにしたいものです。

例えば、大根やカブです。大根の皮は、むいて千切りにして、酢につけてナマスにします。皮をむいた白い部分は煮物に。

そして、葉は細かく刻み、ごま油と醤油で炒めてご飯に振りかけて食べるという風に、無駄なく1本の大根を丸ごと食べるのです。

＊手のひらに全体が乗る動物性食品

魚なども、小さなものは丸ごと食べてしまいましょう。シラス、ししゃも、アジ、サンマ等は、手のひらに乗る大きさですから全体が食べられますが、逆にいえば、丸ごと食べられない大きな動物や魚、例えばマグロや牛などは、全体食ができませんので、時々食べるのはよいですが、あまりたくさん毎日は食べないほうがいいということになります。

どうですか？　今までむいていた人参の皮や大根の皮など、むかないでお料理したら、きょうから生ごみの量が減りそうですよね！　これは、環境にもよさそうですね。

そして、実は、野菜や果物には、皮と実の間に、栄養だけでなく旨味もあると言われています。

全体食をすることにより、あなたのお料理のレパートリーに変化が訪れるのです！

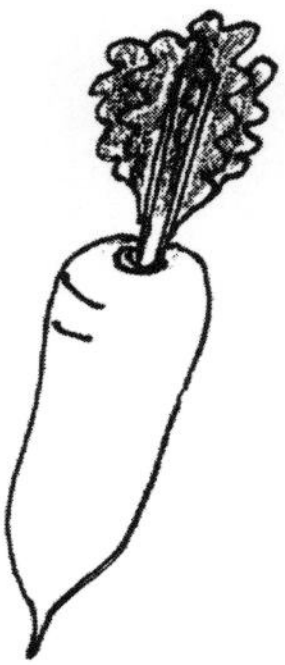

5　地元の物を食べよう！　身土不二という考え方

＊身土不二とは

地産地消という言葉を聞いたことはありますか？　これは、地元で採れたものをいただきましょうという言葉で、よく食育の現場で使われる言葉です。近所で採れた食材ですから新鮮ですし、安心感もあることでしょう。経済の面からみてもよいことですね。このように、多くの方が、地産地消の意味を知っていると思います。

しかし、ここにマクロビオティックの考え方を付け加えると、また1つ理解が深まります。地産地消と似た言葉で、身土不二《しんどふじ》という言葉があります。これは、「身と土は二つにあらず」、つまり「人間と食べ物を育てる大地とは切っても切れない関係だ」という考え方です。これは、先ほどお伝えした食べ物の陰陽とも深く関係しています。

今、あなたが生きているその環境で生産できる野菜や旬の魚介類などは、今のあなたを健やかに生かすための最良の食材と考えます。

例えば、今あなたは、冬の北国に住んでいるとします。本来なら魚介や白菜、根菜などを豊富に使った鍋料理などで温まりたいところです。しかし、北国でも、インターネットでパパイヤが買えます。

さて、パパイヤは、あなたの住む北国で自然に収穫できるでしょうか？　答えはノーです。

食べ物陰陽表

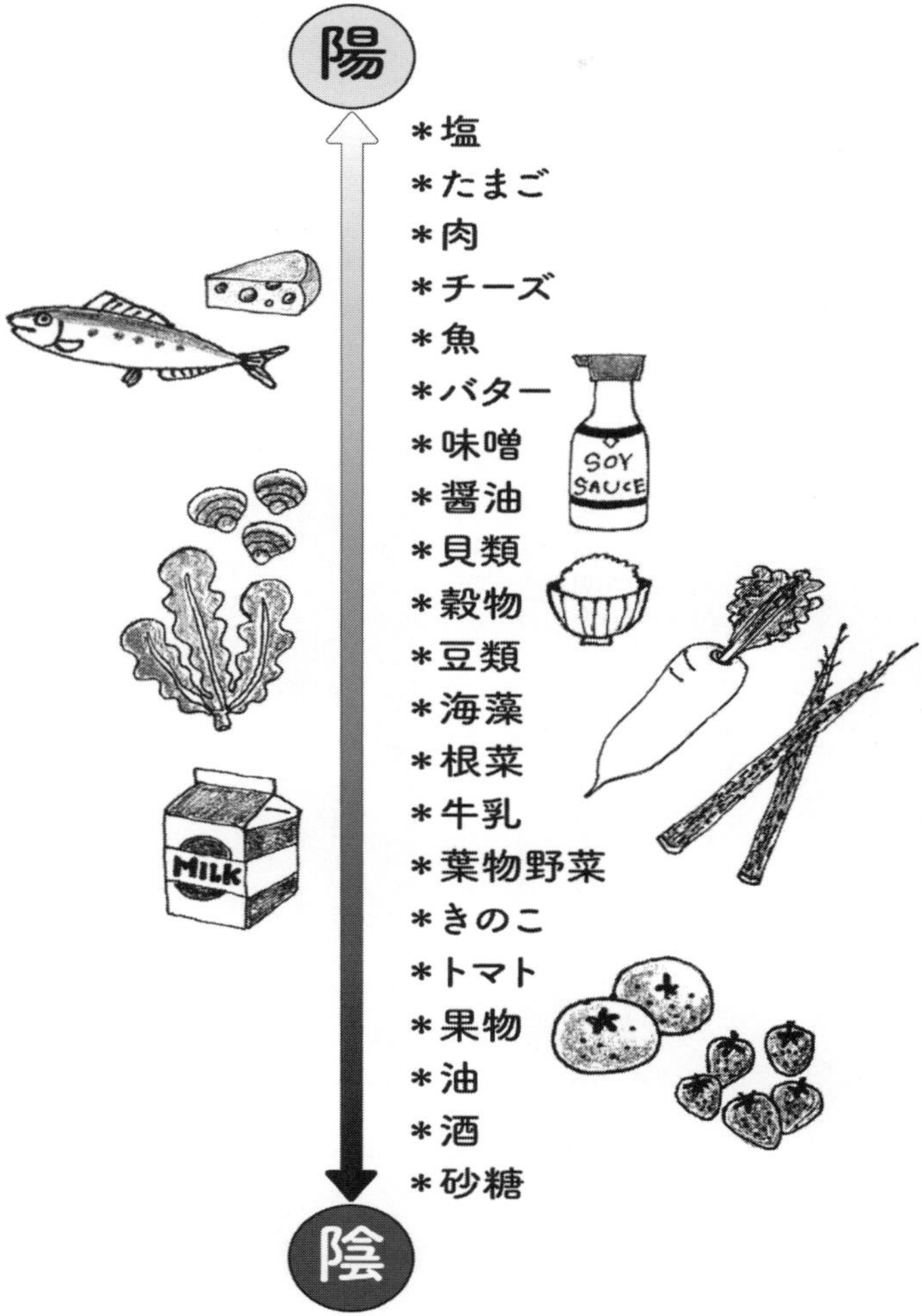
陽
*塩
*たまご
*肉
*チーズ
*魚
*バター
*味噌
*醤油
*貝類
*穀物
*豆類
*海藻
*根菜
*牛乳
*葉物野菜
*きのこ
*トマト
*果物
*油
*酒
*砂糖
陰
SOY SAUCE
MILK

パパイヤは、トロピカルフルーツの代表の1つですから、南国で生産される食材です。南国に住む人たちは、常に暑い環境にさらされていますので、体を冷ますためには陰性のパパイヤがちょうどよいのです。しかし、北国に住んでいるあなたが、パパイヤを食べたらどうですか？　ただでさえ寒いのに、ますます体を冷やすことになってしまいます。

極端な例ですが、グリーンランドに住むイヌイットは、ほぼ肉食で、アザラシやクジラ、タラ、鳥などを食べて生活しています。極寒の環境下では、農作物は育たないのです。しかし、糖尿病や心筋梗塞が少ないというのです。その地で育たないものは、無理やり取り寄せたりして食べない。地元で採れるものを食べる。これがまさに身土不二なのではないでしょうか。

ですから、食べ物の陰陽は、どこが産地か、旬の季節はいつかを知るとだいたい見当がつきます。スーパーに行った際にはよく観察して、旬を考えてお買い物をしてみましょう。

6　望診は体を外側から見るレントゲン!?　マクロビオティック望診法とは

＊望診法とは

望診法という言葉を聞いたことはありますか？　きっとあまり聞き慣れない言葉だと思います。望診法とは、伝統医療の四診《ししん》の1つです。四診には、望診《ぼうしん》、聞診《ぶんしん》、問診《もんしん》、切診《せっしん》があります。

東洋医学では、この4つの方法を使って、体の状態や「気・血・水」の変化を読み解き、未病の発見や、病気の経過を観察します。

その中でも望診は、メインの方法となり、行動や容姿、顔色、肌質、目、舌、爪、指、シミやホクロの場所等をよく観察し、視覚から体調、体質を読み解きます。

＊顔や体には反射区がある

反射区という言葉を知っていますか？　足裏マッサージが好きな人は聞いたことがあるかもしれませんね。足裏マッサージを受けていて、「イタタタ！」となったときに、マッサージの先生が「ここは胃です。最近食べ過ぎていませんか？」というのが足の裏にある反射区です。

顔や体のパーツは、内臓の状態を写し出すと望診では考えます。例を1つあげますと、唇は消化器の反射区です。すなわち、胃腸の健康状態が唇に現れると考えます。胃腸の調子が悪いときに唇がガサガサしたり、口角が割れたりした経験はありませんか？

望診では、上唇が胃の反射区で、下唇が大腸の反射区として考えます。面白いことに、手の指や足の指にも1本1本意味があります。ですから、手や爪、足を見て望診することもできます。

また、望診法では、ニキビの色、シミの位置、ホクロ、イボなども観察して、どんな食べ物があなたに多過ぎたのか？　それによってどの臓器が影響を受けてしまっているのかを読み解きます。

そして、その解消方法を私の子宝カウンセリングではお伝えしています。ちなみに、婦人科系のお悩みがある女性には、口回り、鼻の下、あごにニキビや肌トラブルが見られることが多いです。

例えば、赤いニキビがあごにできたら、砂糖やお酒などの陰性食材の食べ過ぎで、それが生殖器に影響していると体は教えてくれているわけです。

＊未病のうちに解決することが大切

「何となく調子が悪い、疲れが取れない……。でも、健康診断の数値は正常範囲内だし……年のせいかな？」。このような方は、多いのではないかと思います。

望診をすると、まだ病気ではないけれども、体のどの部分が弱いのか、また疲れているのかが浮かび上がってきます。

このような不調は、「未病」と呼ばれます。未病のうちはまだいいのですが、最終的に数値で出るようになってしまったら、「病名」がついてしまいます。数値に出ないうちに自分の体質を知り、食養生をして、未病のうちに防いでいきましょう。

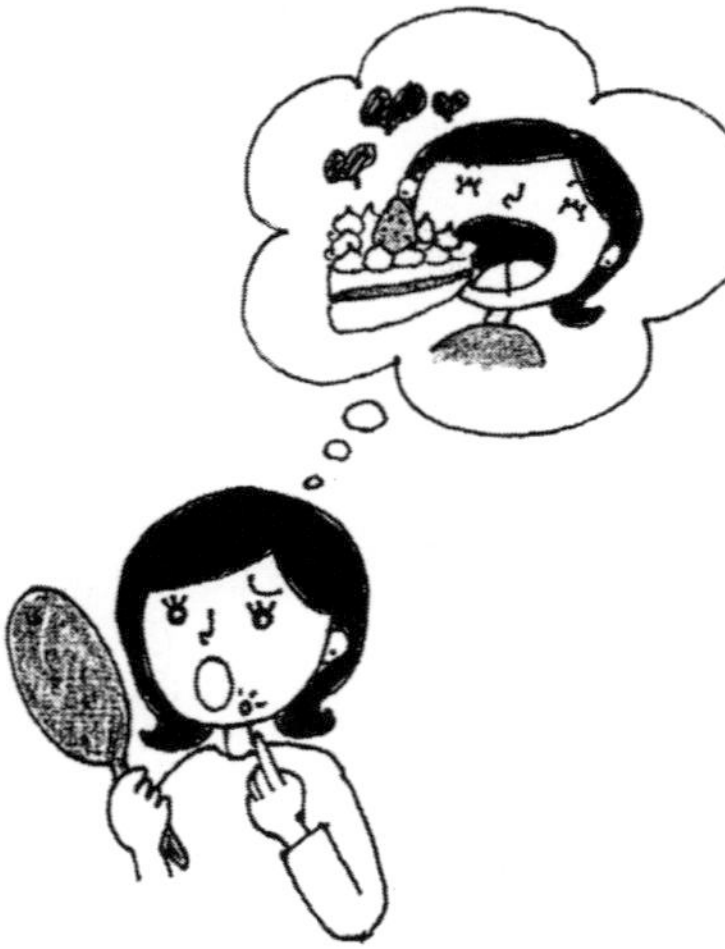

＊子宝を望むときに体質改善はとても大切

妊娠、出産、子育ては、体力気力を想像以上に使います。ですから、妊娠する前から食と生活習慣をコントロールし、体調の整え方を知っておけば怖いものなしです！　備えあれば憂いなし！

食養生を知ることは、妊活だけに役に立つわけではありません。

妊娠中、産後、授乳期、離乳食、子供の食事やおやつ、家族の食事、家族が不調のときなど、自分の様子、家族の様子を見ながら、季節や体調を考えて食事をつくっていくことができたら、どんなに素晴らしいことでしょう！

人間は、生きている以上は一生食べていきます。死ぬ直前まで食べます。ですから、どうせ食べるのであれば、「美味しく、楽しく、健康的に」食べたほうが、人生は上手くいきそうな気がしてきませんか？

これから一生役に立つ「食」の知識を持つことは、素晴らしい財産となります。それがあなたにお伝えしたいマクロビオティック望診法なのです。

7　マクロビオティックの「望診法」は中国の陰陽五行がベース

＊陰陽五行とは

人間も自然の中の一部なのだと考える「陰陽五行」は、中国に古くから伝わる思想です。

この世のすべての物や現象は、陰と陽によって生まれたり、消えたりを繰り返しています。そして、さらに掘り下げて、1年を木（春）、火（夏）、土（土用）、金（秋）、水（冬）とし、そこに人間の内臓とその働きを照らし合わせたのが陰陽五行です。

陰陽五行には、味や気持ち、色、さらには食材を当てはめていくことができます。この木火土金水は、時計回りに助け合う関係です。

「木は火を燃やし、火は灰となり土になり、土は金属や鉱物を生み、金属のもつ冷気が水を生み、水は木を育てる」。

この助ける関係を相生《そうせい》の関係といいます。

例えば、胃の調子が悪い人は、「脾・胃」の機能が落ちていると考えられます。脾は、相生の関係の「心・小腸」によって養われているので、その背景には心の消耗が考えられます。

逆に、相克《そうこく》の関係といって、ある臓器が別の臓器の働きを抑制してしまう関係もあります。例えば、あまりにもストレスで怒り過ぎてしまうと、「肝・胆」の働きが悪くなります（143ページ「陰陽五行気持ちの図」参照）。すると、相克の関係である「脾・胃」の働きは過剰に抑制されて消化器の働きが悪くなり、胃の不調につながるわけです。

このように、マクロビオティック望診法では、5つの柱のバランスから体全体を観察します。ピンポイントで対処していくのではなく、体全体の調和を保つことが大切だと考えます。それを示したのが、次の陰陽五行の図です。

五臓は密接に関係している

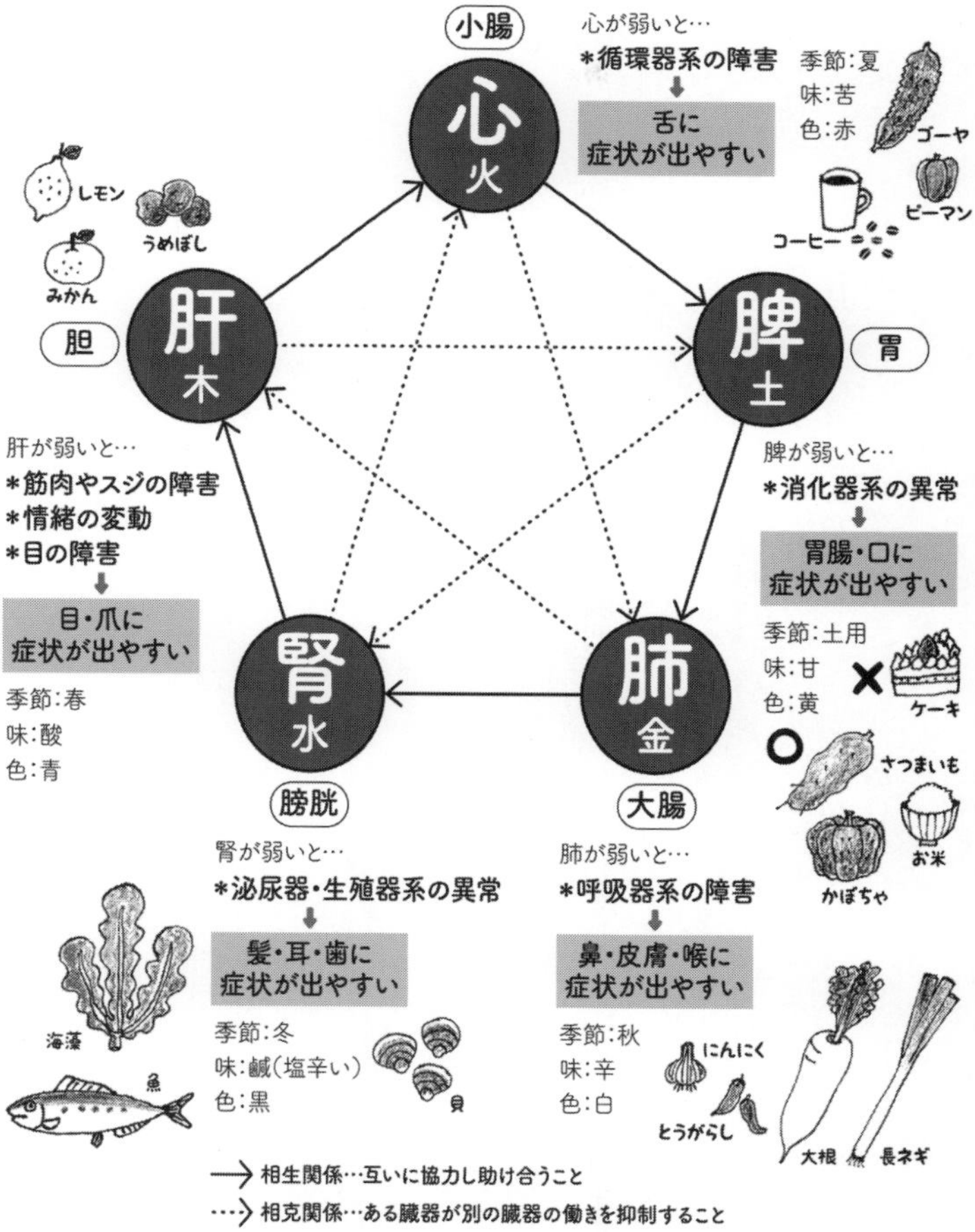

秋は肺や大腸の働きが弱まり、気管支の不調やせきが出たり、肌トラブルが出たりしますので、辛味に属する大根やネギを食べ排便させると良い。など、この陰陽五行を使うと体に現れる症状や内臓の働き、どんな味（食材）を食べたら良いかが一目でわかるようになります。

コラム

人は食べ物によって生きている

ゴーシュ研究所所長　山村　慎一郎

食事をするときに「いただきます」と言いますね。これは、それまで生きていた「命」をいただきます、と言うことです。

食べるということは、ガソリンのような燃料を補給することとは全く違います。口から取り入れた「命」は、私たちの血や肉、つまり私になります。もし壊れて傷ついたところがあれば修復します。

ガソリンは、壊れたドアミラーを治しませんね。役目を終えた「命」は、体から出ていき、他の生物を養います。「命」とは、流れるものなのです。

さて、この「命」の根源である食べ物ですが、何を食べるかによって体の質が変わってきます。夏は体を冷やす食べ物、冬は油脂を食べて体を温めます。

その土地のもの、季節のものを食べるということは、あなたが住む環境にぴったり合うようにしてくれるのです。ですから、暑い地域から輸入されたものは充分注意が必要です。

もう1つ大事なことが「糖化=老化」。ここで言う糖質とは、ご飯の糖質ではなく、甘いお菓子やお酒などのことです。これらの過剰が細胞の老化を招きます。細胞の老化は卵子や精子の老化を促進します。また、これらは果物も含めて体を冷やします。すると元気がなくなりさらには不妊にもつながります。

このようなときは1例として、もち米、山芋、鮭などを食べましょう。体が温まると、内臓、生殖器の働きがよくなります。さらに、妊活に役立つ食事は、成人病予防にも役立つのです。

第4章

あなたはどのタイプ？

とっても簡単！　陰陽＆内臓タイプをチェックしてみよう！

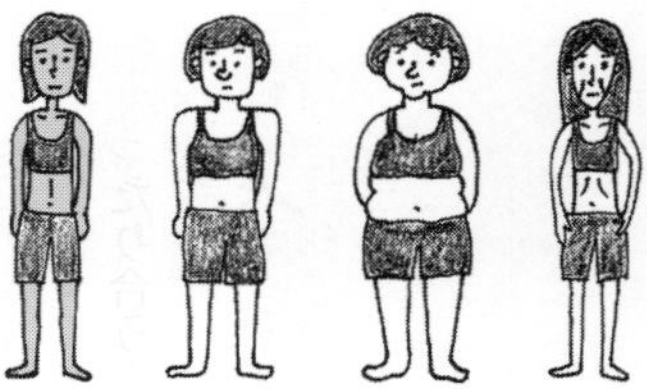

1　まず、大まかにあなたは陽性、中庸、陰性どの体質？

陽性・中庸・陰性体質チェック表

チェック項目	陽性タイプ	中庸タイプ	陰性タイプ
顔全体の色	赤い	血色良い	青白い
動き方	早いせっかち	リズムよく軽やか	遅いゆっくり
話し声の大きさ	大きくて うるさい	聞きやすい	小さくて 聞こえづらい
話す速さ	早口	普通	ゆっくり
食欲	大食い	普通	少食
尿の回数と色	1日に2〜3回 濃い黄色	1日に5〜7回 うすい黄色	1日に10回以上 透明に近い
大便の状態	硬くて黒い コロコロの便	バナナ状の 黄土色の便	ゆるゆるで 水っぽい便

＊体質のチェック

第3章の2でお話したとおり、体質にも陰と陽があります。自分が大まかに見てどちらのタイプに当てはまるかは、上の「陽性・中庸・陰性体質チェック表」でチェックポイントが多いほうで判断します。

どちらか一方に傾き過ぎてはいませんか？　体質改善に向けた食養生でできるだけ中庸にしていくことが理想です。

2　さらに細かく分けて陰陽タイプを分析

＊陰性過多や陽性過多の例

陰性過多や陽性過多の例を挙げると次の4つになります。

①　陰性貧弱タイプ

体力がなく、踏ん張りがきかず、疲れやすいタイプ。貧血気味で、胃腸が弱く、ガリガリタイプです。血圧、体温ともに低めで、声も小さく、何事にも消極的です。

主食となるご飯をしっかり食べて、胃腸を丈夫にするところから始めましょう。

②　陰性ぽっちゃりタイプ

基礎体温が低く、色白で、たるみが気になるのがこのタイプです。ストレスに弱く、その解消にケーキなど甘いものを食べたがります。水分など陰性のものが多いので、体が緩み切っていますから、それらを止めることが先決です。

③　陽性がっちりタイプ

食欲旺盛で、魚も肉もスイーツも何でもペロリとたいらげてしまうタイプです。行動や決断は早いですが、せっかちになりがちです。食べ過ぎてしまうことが多く、体に負担がかかっていることも。腹八分目を心がけてください。

④　陽性すじすじタイプ

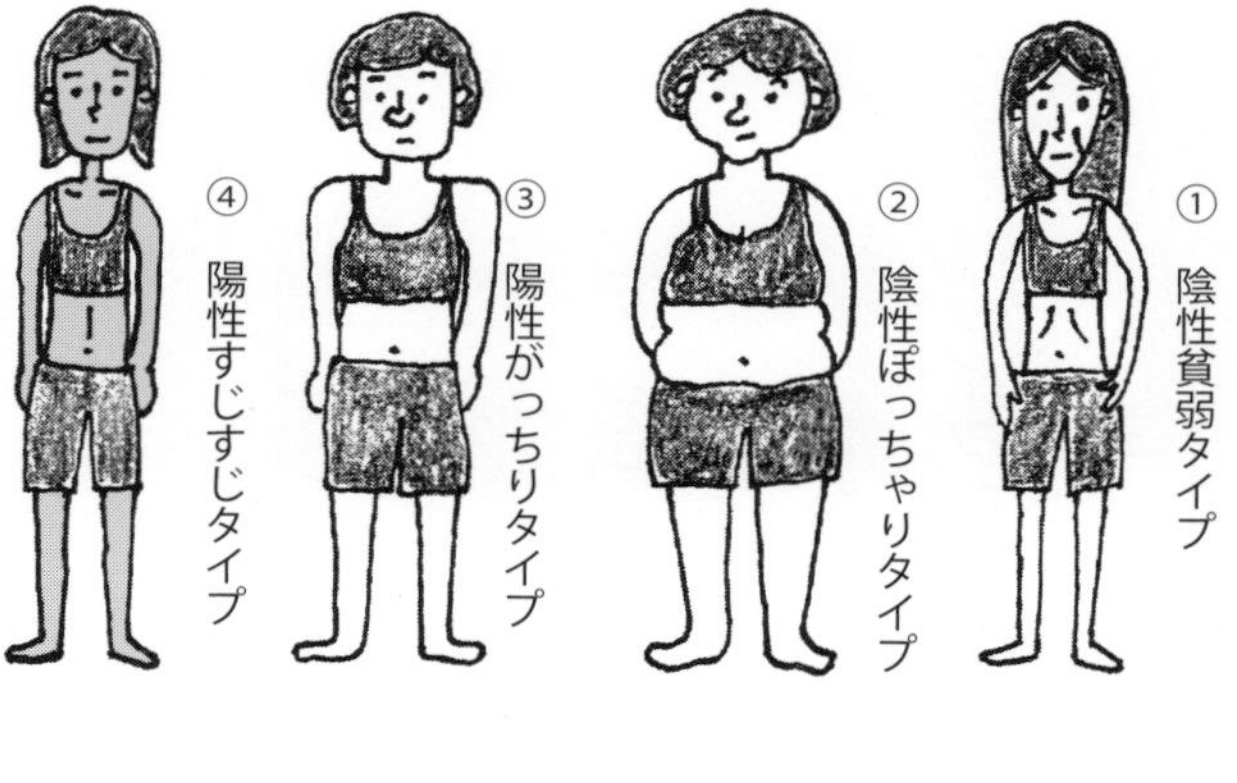

塩気のものが好きで、水分や葉物や果物などの陰性食材をほとんど摂らないタイプ。マクロビオティックを勘違いして、陰性食材を悪と思い込み、長年避けてきた人に多いタイプ。肌が浅黒い人も。柔らかく、みずみずしい葉物野菜や季節の果物を食べて柔軟な心を取り戻しましょう。

いろいろな要素が混ざっていて、自分がどのタイプかはっきりわからないこともあります。日常生活で、朝、スッキリ目が覚めて、食欲があり、お通じが出て、気分よく過ごせ、多少の疲労は寝たらリセットされるのであれば中庸タイプです。

3　自覚症状とセルフ望診をして自分の内臓タイプをチェックしてみよう!

＊五臓のタイプチェック

第3章7でお話したように、人間の体は、「肝・心・脾・肺・腎」の5本の大きな柱から成り立っています。これが五臓です。

この柱のバランスがよくとれていることによって、あなたの健康が保たれているのです。逆に、弱い柱が出てきてバランスが崩れてしまうと、不調を招きます。

それでは、あなたが五臓のどのタイプかをチェックしましょう。チェックが一番多いのが自分のタイプで、それが一番弱い部分でもあります。

①　肝・胆タイプ

□イライラ、泣く、怒るなど感情の起伏が激しい。
□女性では、生理前に心身共に不調である。
□寝つきが悪く夢をよく見る。
□目が疲れやすい。
□悲しくもないのに涙目になる。
□白目が黄色い、赤い。
□爪が欠けたり折れたりしやすい。
□顔色が青黒い、青筋が出ている。
□関節やスジ、筋肉を傷めやすい。足がつる。

＊肝・胆のトラブルは目や感情に現れやすい

「肝」の働きは、血を蓄え、さらに解毒して、栄養を与えています。いわゆるデトックスといえば肝です。

肝に蓄えられた血液によって体は支えられていますが、その肝が不調になると、目に症状が現れてきます。眼精疲労、目のかすみ、ドライアイ、夜盲、視力低下などです。

また、ストレスでイライラし、怒ってばかりいても肝臓の不調が出やすく、生理前の心身の不調

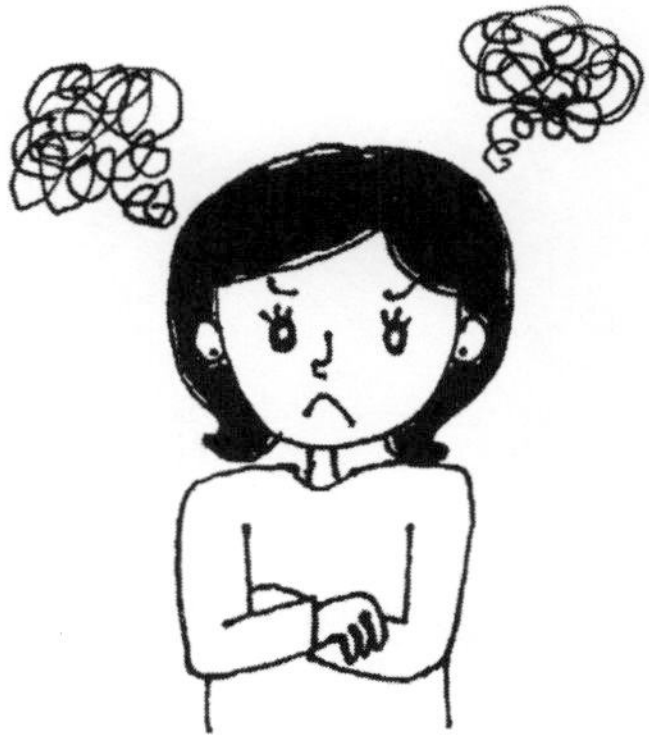

とも関係があります。

デトックスがうまくいかなければ顔色も青黒くなり、肝は「脾・胃」と相克の関係になりますので（61ページの陰陽五行の図を参照）、胃腸の具合が悪くなり下痢や便秘をすることもあります。

＊おすすめの食材と生活習慣（レシピは97ページを参照）

「肝」は、ストレスと密接に関係しています。日頃の感情のコントロールが大切です。不妊治療をしているとストレスがたまりやすく、イライラしてしまうことも多々あるでしょう。ヨガや体操、早足の散歩など、体をしっかり動かし、呼吸を整え、深めましょう。自分のストレス発散方法を知ることは、「肝」を守ることになります。

肝の味は、酸味です。わかめの酢の物やナマス、気の巡りをよくする香りのよい柑橘系もおすすめです。好き嫌いはありますが、セロリやパクチーも気を巡らせ、排便デトックス作用にも効果的です。

② 心・小腸タイプ

□顔全体が赤い。
□鼻が膨らんでいる。鼻先が赤い。
□舌先が赤い。

□ドキドキしたり息切れを感じる。
□寝つきが悪い、不眠。
□胸の中央が締めつけられるような痛みを感じる。
□少し動いただけで汗をかく。
□手足がむくむ。
□物忘れが多い。

＊心・小腸のトラブルは精神状態と深く関係している

心臓は、血液を全身に送るポンプの役目をし、熱、水分、酸素、栄養を体の隅々まで運びます。「心」の動きが不調になると、少し体を動かしただけでドキドキしたり、息切れがしたり、すぐに汗をかいてしまいます。また、健忘や不眠も東洋医学では「心」の不調ととらえます。

ポンプ作用が低下し、血流が悪くなると、舌の裏の静脈が青黒くなることがあります。また、お酒の飲み過ぎで心臓に負担がかかっている人は、鼻にイトミミズのような細かい毛細血管が浮き上がって見えることがあります。

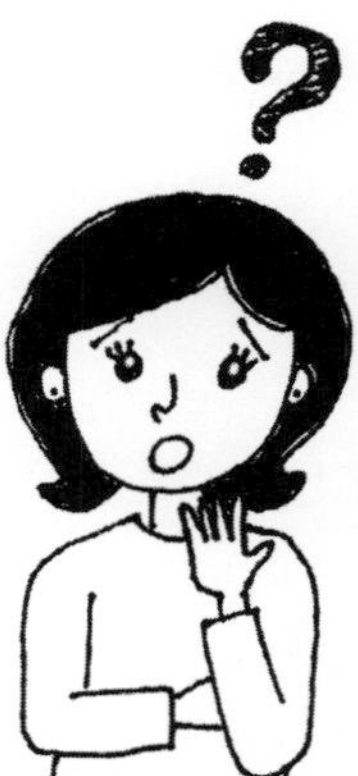

＊おすすめの食材と生活習慣（レシピは99ページを参照）

仕事中に立ちっぱなしの人、デスクワークで座りっぱなしの人、どちらにしても血液循環が悪いと下半身に冷えが溜まり、上半身に熱がこもり、「冷えのぼせ」の状態になります。これは、足が冷たく、さらに頭が興奮して眠りにつくのに時間がかかる人の典型です。

仕事の合間を見てストレッチをしたり、デスクの下でこっそりふくらはぎをもんだりしましょう。夜はぬるめのお風呂に浸かり、程よく発汗し、血流を改善して疲れた筋肉を緩めましょう。

「心」の季節は夏、色は赤、味は苦味です。赤い食材は、血液サラサラ効果が期待できるものが多くあります。トマト、ニンジン、スイカ、鮭などです。また、苦味は、熱を冷ます効果がありますので、ゴーヤ、ピーマン、フキノトウ、ゴボウなども旬を楽しみながら食べましょう。

③ 脾・胃タイプ

□顔色が黄色い。
□口臭がある。
□舌苔《ぜったい》が白く厚い。
□口内炎や口の周りに吹き出物ができる。
□食欲がない。

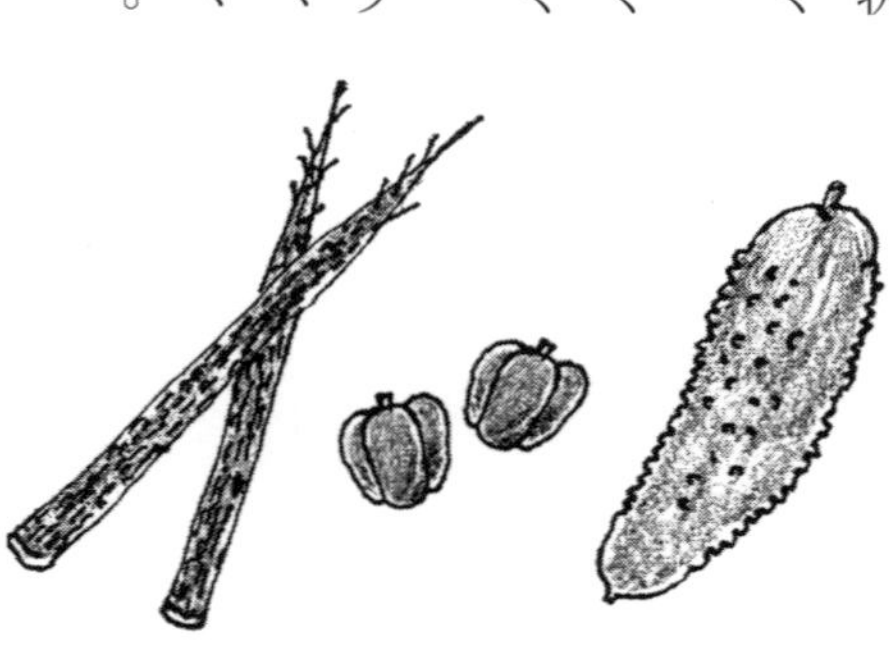

□胃が痛い。むかむかする。
□アザができやすい。
□痩せ過ぎ、または水太り。
□空腹ではないのにお腹が鳴る。

＊脾・胃のトラブルはスイーツの食べ過ぎや気持ちと深く関係

胃腸の具合が悪いと、食欲が落ち、空腹でもないのにお腹が鳴ったり、栄養吸収がうまくできず、貧血気味になったりします。

栄養がうまく吸収されないと、毛細血管が弱くなり、アザができやすくなり、月経が長引いたりします。不妊に悩む人に多いのが、「脾・胃」が弱いタイプです。ストレスから甘いお菓子やお酒を飲み過ぎたり、食事量が多く、早食いの人も珍しくありません。胃腸の弱い人は、痩せていることが多いですが、水分コントロールができず、水太りにもなります。

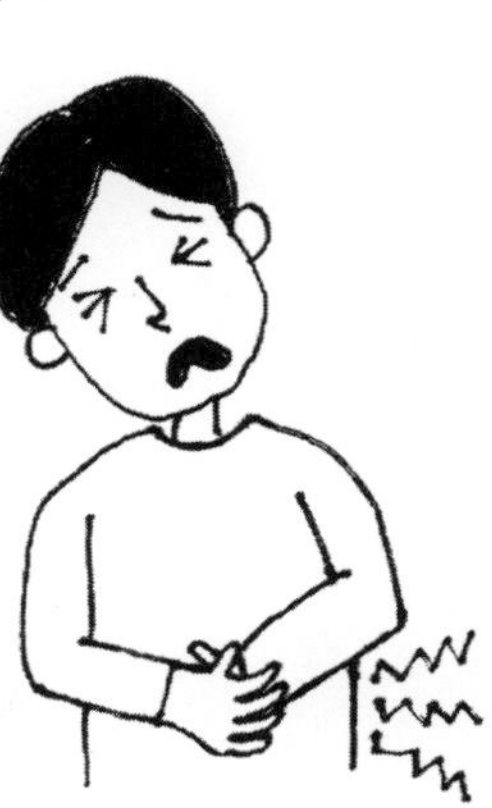

＊おすすめの食材と生活習慣（レシピは101ページを参照）

消化吸収をよくするには、よく噛むことが大切です。一口最低30回は噛みましょう。「脾」は甘味です。お米をよく噛んで食べると、口の中に甘味が広がります。現代人は、この甘味を大量の白砂糖で摂取していることが問題です。本来の甘味は、米や穀類、かぼちゃ、さつまいも、キャベツ、豆など自然の甘味です。これらをベースに食べて胃を守りましょう

また、思い悩むことは、胃や腸の動きを悪くします。不妊治療中は悩むことが多々ありますね。時には、しっかり悩み、考えることも大切ですが、悩んだ後は誰かとおしゃべりをしたり、逆に開き直って気持ちの切替えを意識的に行うことも大切です。

「脾」の季節は土用、これは季節の変わり目を意味します。このタイプの人は、季節の変わり目に無理してはいけません。特に、水分代謝が悪いタイプの人は、梅雨時に体調を崩します。これは湿気で水が外に出ないためです。普段から体を動かし、程よく発汗することが大切です。また、胃腸を冷やしてしまう冷たい食べ物、飲み物も止めましょう。

④　肺・大腸タイプ

□顔色が白い。
□小鼻の周りが赤い。吹き出物ができる。
□喘息である。

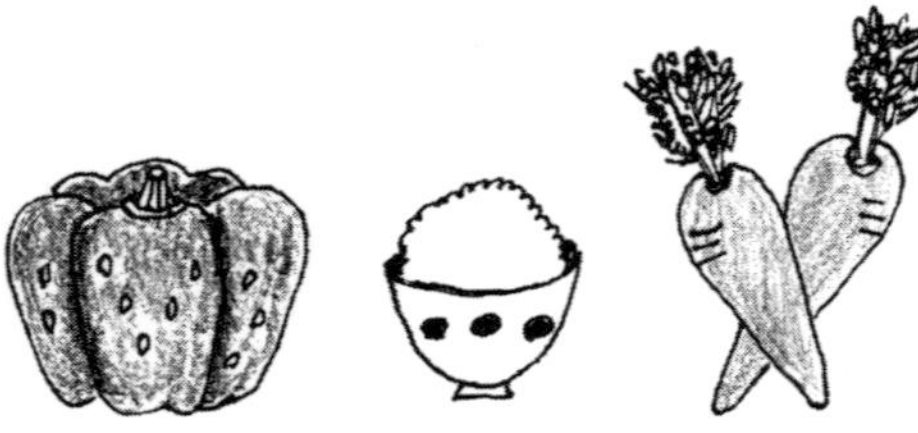

□のどや気管支が弱い。
□下唇がガサガサしている。
□下痢や便秘をする。
□じんましんや湿疹が出やすい。
□背中上部の産毛が多い。
□アレルギー性鼻炎、花粉症、アトピー性皮膚炎である。

＊肺・大腸のトラブルは鼻、喉、気管支、肺胞、皮膚までも関係

不思議かもしれませんが、東洋医学では肺は大腸と主従関係があるため、肺の動きが悪いと大腸にも影響します。皮膚もわずかながら皮膚呼吸をしていることから、肺の仲間に入ります。

「肺・大腸」は、アレルギー疾患に深く関係していて、喘息や花粉症、アトピーがその代表です。このタイプの人は、とにかく便秘をしてはいけません。腸内環境を食事で整えて、バナナ状のよい便が出るように心がけましょう。

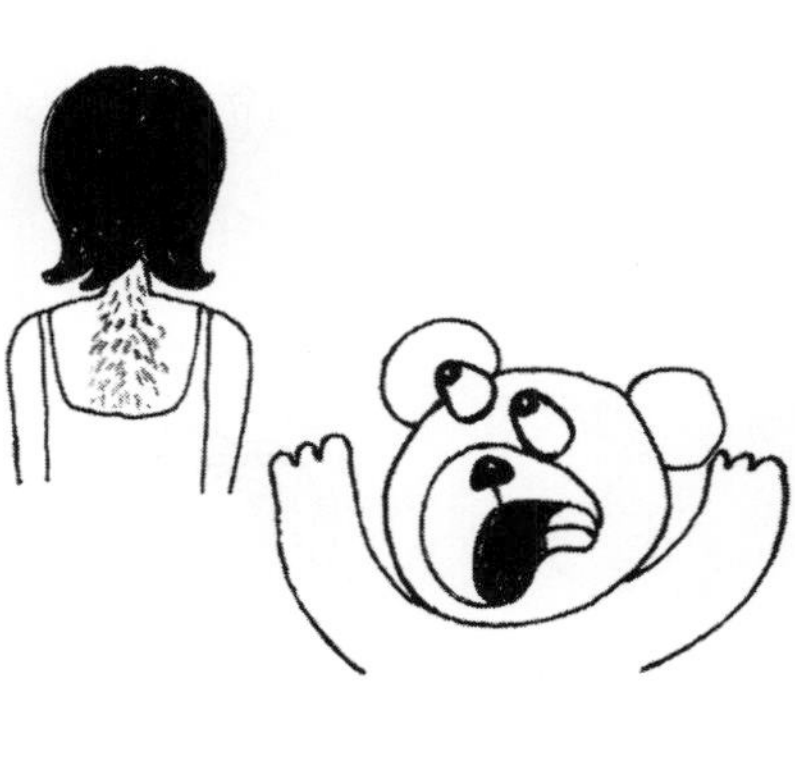

＊おすすめの食材と生活習慣（レシピは103ページを参照）

「肺」の季節は秋です。このタイプの人は、乾燥する季節にはのどや気管支、肺を潤すために柿、梨、リンゴなどの旬の果物を適度にいただくとよいでしょう。

そして、「肺・大腸」を健康に保つためには、とにかく排便です。動物性食品は摂り過ぎないようにし、乳製品にも気をつけましょう。

特に若い女性は、チーズやヨーグルトが好きな人が多いので要注意です。便が出るからと、毎日牛乳やヨーグルトを食べるのは、乳脂肪の摂り過ぎです。代わりに辛味の大根やネギ、里芋などで排便を促しましょう。咳にはレンコンも欠かせない大切な食材です。

⑤ 腎・膀胱タイプ
□顔色が黒ずんでいる。
□目の下が膨らんでいる。クマがある。

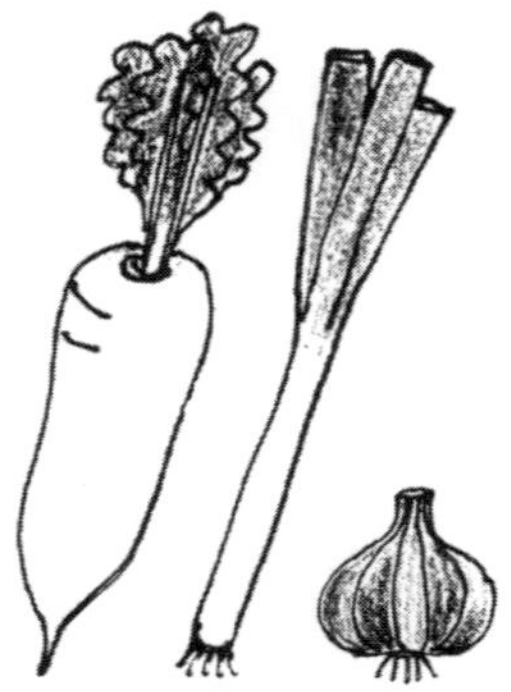

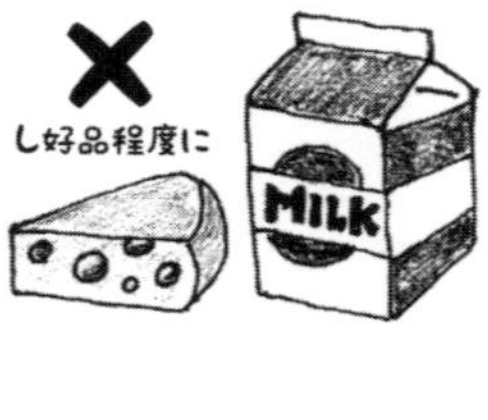

□舌の周囲に歯型がある。
□歯や骨がもろい。
□耳鳴りや難聴になる。
□生理痛がひどい。
□子宮筋腫や内膜症などの婦人病がある。
□排尿障害がある。
□性欲が減退している。

＊腎・膀胱の衰えは不妊と多大なる関係がある

人間は誰でも年をとります。白髪になり、骨がもろくなり、耳が悪くなり、尿の切れが悪くなり、性的能力が衰えます。若くして（40歳以前）このような衰えが現れるのは、生まれつき「腎・膀胱」の力が弱いか、「食と生活習慣」の乱れがたたっているということです。

「腎」は生きる力そのもの。「腎」の働きは、生殖器と密接に関係しています。自分の生きる力が弱まっていては、新しい命を生み出す力は到底ありません。

不妊に悩む方は、圧倒的に「腎」の問題を抱えている人が多いです。「腎」と「脾」は、相克の関係にあります。「脾」の甘味を白砂糖で摂り過ぎると、「腎」は働きを抑えられてしまいます。私の子宝カウンセリングに来る方は、この甘党ゆえに「腎」がうまく働かないというパターンがたくさん見られます。

＊おすすめの食材と生活習慣（レシピは105ページを参照）

「腎・膀胱」の季節は冬、色は黒、味は塩辛さです。塩辛いものと言ったら魚介類です。貝や海藻類はミネラルが豊富で、手のひらサイズの青魚は血流を改善する働きがあります。

血液の状態が悪いと子宮筋腫や子宮内膜症などの婦人病になりやすく不妊を招きます。

また、黒いものは黒豆や黒ゴマなどです。「腎」は、髪とも深くかかわりがあり、昔から海藻や黒ゴマが髪によいといわれているのは理にかなっています。

冷えは不妊に大敵です。冬は「3つの首」を大切に、首、足首、手首を衣類でカバーし、冷えないようにしましょう。

そして、「腎」を労わる「食と生活習慣」が子宝を望む上で最も重要となります。

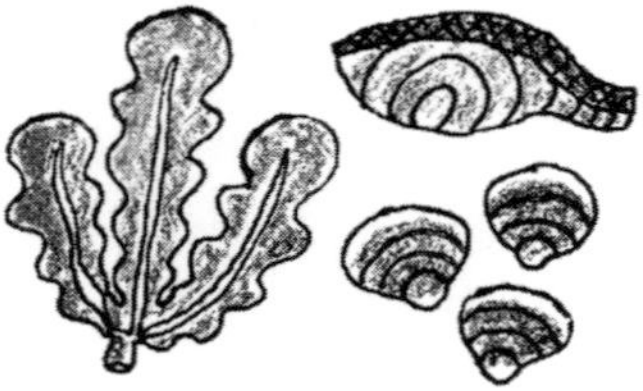

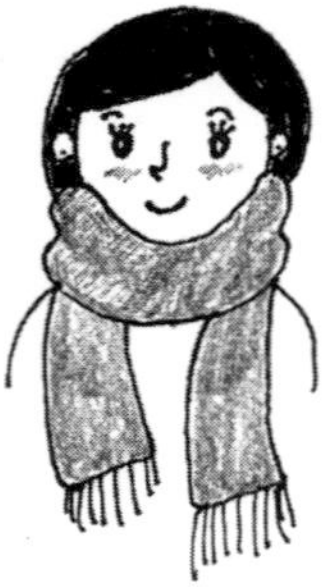

第5章　子宝体質になる食べ方を実践しよう！

一旦覚えたら一生もの！

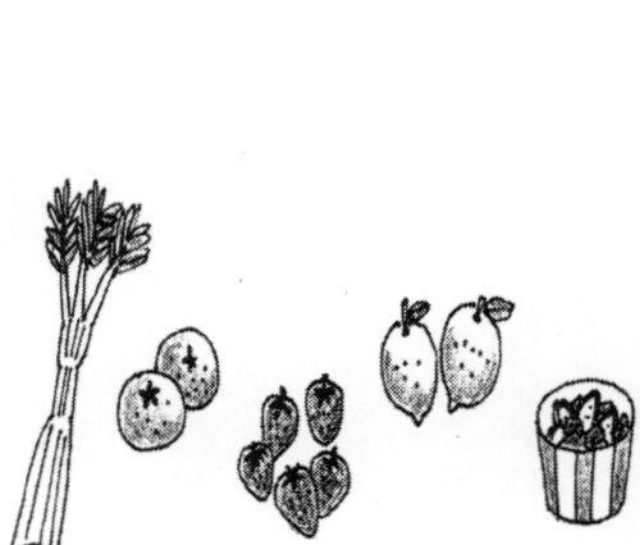

1　スムージーやシリアルはオシャレだけれど……（和食を基本にしよう）

＊不妊の大敵「冷え性」のメニュー

思い出してください。あなたは、今朝のご飯に何を食べましたか？　食パンにコーヒー？　ヨーグルトにシリアル？　ダイエット中だからプロテインドリンクのみ？　または食べてない!?

私の子宝カウンセリングにいらした方には、必ず朝ご飯のお話を聞きます。朝食を聞くと、だいたいその方の「食」に対する考え方や「食」をどのくらい大切に考えているかがわかります。

最近、この朝食質問に対して多い答えが、「コーンフレークに豆乳、たっぷりの果物にヨーグルト、そしてスムージー」というような一見健康的なメニューです。

このようなメニューを朝食にしている方は、大抵、「私の朝食は健康的でしょ！」という感じでお話しなさいます。そう、ぱっと見はヘルシーなのです。しかも、手間がかからず、簡単につくれてしまい、雑誌などでもモデルさんの朝食の例としてありそうなオシャレでダイエットにもよさそうなメニューですね。

しかし、私の所に来る方（不妊に悩む方）で、この一見オシャレな朝食をいつも食べている方には、共通した体質があります。それは、不妊の大敵「冷え性」です。なぜこのようなメニューは体を冷やすのか解説しましょう。

＊陰陽五行に当てはめると陰が強い

第3章でお話した陰陽を思い出してください。食べ物には、冷やす性質のもの、温める性質のものがあるとお話しました。この陰陽を使ってオシャレな朝食を分析してみましょう。

コーンフレークは、トウモロコシからつくられています。トウモロコシは夏が旬ですが、中庸の食材です。しかし、コーンフレークにもしも砂糖が入っていたら、砂糖は極陰です。そして、大豆からできている豆乳は陰性です。ですから、このコーンフレークの一品は、総合して陰性です。

そして、果物です。果物は、中庸のものもありますが（リンゴ、いちご、さくらんぼなど）、多くの方がバナナとヨーグルトになりがちではないでしょうか？　しかも、中庸の果物でも、冷蔵庫から出して、冷えたものを食べることが多くはないですか？

バナナは、南国で採れる食材です。「身土不二」を思い出してください。バナナは、熱い体を冷ます食べ物、すなわち陰性食材です。また、果物全般に言えることですが、やはり果物は食べ過ぎると体に水をためやすくなります。どんなにフルーツがヘルシーだからたくさん食べましょうと言われても、それは体温の高い欧米人の話です。

そして、冷えた果物、そこに冷えたヨーグルトを混ぜる。ヨーグルトは、一応、中庸の仲間ですが、冷蔵庫で冷やしていますね。「ヨーグルトは発酵食品だから体によいですよね！」という方がいますが、乳製品は日本人にとっては常食に向きません。昨今ではようやく乳がん、前立腺がんと乳製品の因果関係も世間で認知されてきています。牛乳は、牛の赤ちゃんのものです。人間はもう乳離れしましょう！

極めつけは、最後のスムージーです！　刻んだ生野菜や果物を水と一緒にミキサーにかけて飲む。生野菜の摂り過ぎは体を冷やします。夏野菜は、火を通すことによって中庸に傾くのです。ですから、サラダの食べ過ぎにも注意してください。

このように、簡単でオシャレな朝ご飯は、本来ならば中庸を保ちたいあなたの体を冷えた体にしてしまうのです。

＊調理方法で陰性、陽性が中庸になることも

食養生は、陰陽の調和が大切です。中庸の食材（55ページの「食べ物陰陽表」を参考に）を中心に、あまり極陰、極陽の食材を摂らないようにしましょう。陰陽いずれかに傾き過ぎないようにすることが、体への負担を少なくすることになります。

和食の素晴らしさは、陰陽調和が自然とできるところです。五分づきのご飯（中庸）、焼き魚（陽性）、大根おろし（やや陰性）、小松菜の胡麻和え（中庸）、豆腐（陰性）とワカメ（陰性）の味噌汁（陽性）、お漬物（塩で陽性）……と、センスよくまとめると、自然とバランスが取れるようになっているのです。

そして、豆腐のように大豆からできている陰性の食材でも、味噌汁として火を通し、陽性の味噌をあわせることにより中庸に傾きます。

＊パン食の朝食はたまのお楽しみに

なぜパンより、お米をすすめるかというと、パンをつくる際には、塩や砂糖、バターや油などいろいろなものを入れます。しかも、自分で焼いているなら材料に何が入っているかわかりますが、大半の方は市販の２００円くらいの食パンなどを購入しているのではないでしょうか？　パッケージ裏の原材料名の表示を見たことはありますか？　見たら、添加物の種類の多さに驚くかもしれません。素人にはわからない謎の添加物です。そして、パン食にすると、どうしてもおかずが油っぽくなりがちです。

パンにバター、サラダにドレッシング、オムレツにチーズ、ベーコンやウインナー、ヨーグルトに砂糖。このようなパン食をメインにしている人は、便の切れが悪いか、便秘かユルユルが多いです。排便の後に紙で拭いて便がベッタリつく人は、便の切れが悪く、便がべっとりしているのです。スッキリとバナナのような便で拭いたときに紙につかないのが理想です。それが、腸内環境のよい証です。

週に1回くらいでしたら、パンメインの洋風な朝食も楽しいと思いますが、やはり毎日は考えものです。

それに対して、ご飯は純粋にご飯です。余計な添加物はないですし、油も入りません。先ほどの和食の献立で油と言えば、魚の油、ほうれ

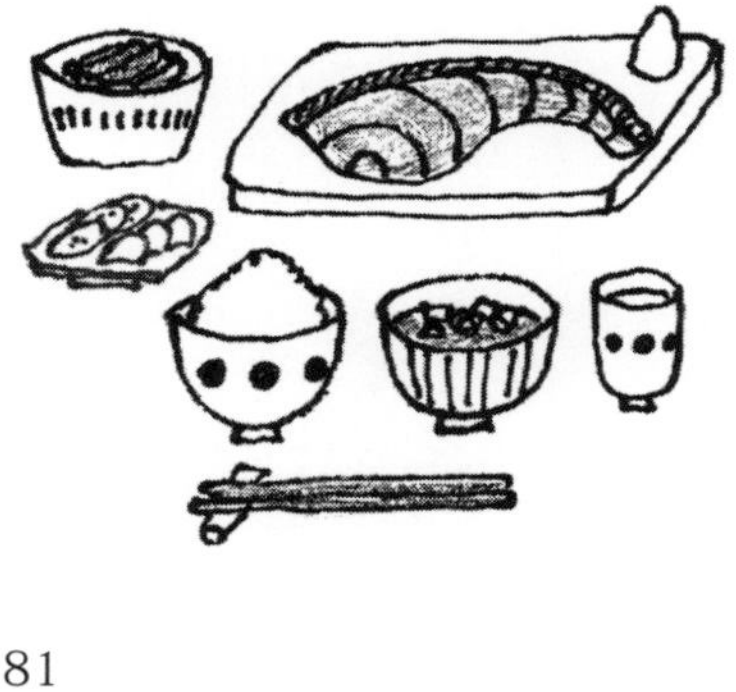

ん草の胡麻和えの胡麻の油くらいです。

「油断大敵」ですから、油を全く摂らないのもよくありません。質のよい油を食事から程よく取り入れて、元気をつけてくれる食べ物「米、イモ、豆」を食べましょう。

このような食材を中心に、上手に献立に取り入れるのが子宝体質への近道と言えるでしょう。

2 なんちゃって醤油を使っていませんか？（上質な調味料を使おう）

＊調味料の見直し

私のセミナーやカウンセリングの後で、帰宅後すぐに実践していただきたいこととして皆さんにお伝えするのが、「調味料の見直し」です。調味料は、毎日のお料理に毎回使うものですね。何気なくスーパーで買い足していく調味料。あなたは、その調味料がどんな材料からどんな製法でつくられているかということを意識して買っていますか？　値段？　ブランド？　特になし？

砂糖、塩、酢、醤油、酒、みりん、ダシ、味噌など、お宅の調味料は安心して使える上質なものですか？　それとも、「なんちゃって」ですか？　では、上質な調味料とは、どのようなものでしょうか？

簡単に説明しますと、原料に化学調味料や謎の添加物など、カタカナや自分が知らない、説明できないものがやたらと入っていないものです。せっかく「食」を見直す機会ですから、調味料も体に負担が少ない、安心して使えるものに変えましょう。確実にお料理の味も一段上がりますよ。

＊理想的な調味料

食養生をする上で理想的な調味料とは、次のようなものです。

●砂糖↓白砂糖はやめて、純黒糖や甘酒、米飴（米が原料の甘味料）を少量使う程度にします。
●塩↓精製塩ではなく、天日の自然塩にします。
●酢↓原材料名：米もしくは玄米のものもあります。
●醤油↓原材料名：大豆、小麦、食塩。
●料理酒↓原材料名：米、米麹、食塩。
●みりん↓原材料名：もち米、米麹、本格焼酎。
●ダシ↓昆布や椎茸、鰹節からとります。だしパックを使うときは化学調味料の入っていないものにしましょう。
●味噌↓有機米、有機大豆、天日塩（毎日飲みたい味噌汁なので有機がおすすめ）。

＊醤油に醤油が入っている笑い話！

今、もしもあなたが本書を家で読んでいるのなら、台所に行って醤油のビンを持ってきてください。裏の原材料名が書いてある部分に注目です。何て書いてありますか？　大豆、小麦、食塩だけなら優秀です！　上質な醤油です！　醤油って本物とそうでないものがあるのはご存じですか？
なんちゃって醤油は、いわゆる醤油風調味料というもの。本来、醤油は、大豆を発酵させて、時間をかけて職人さんがつくるものです。醤油は、日本が誇る素晴らしい発酵食品なのです。しかし、なんちゃって醤油は、添加物などを混ぜて、短時間で醤油の味のような液体をつくっているわけです。短時間でつくっているので安価なのです。

しかも、中には、醤油の色をつけるために着色料を使い、味を醤油に近づけるために少し本物の醤油を混ぜているものがあります。醤油に醤油を混ぜる!!　消費者の立場からすると、「超なぞ！」としか言いようがありません。

スーパーでは、なかなか1，０００円以上する上質な醤油は売れないのでしょう。しかし、なんちゃって醤油なら１９８円で買えるわけです。特に、食養生に興味はなく、醤油の真実を考えたことのない人ならば、安価なほうを選ぶでしょう。だから、スーパーには、上質な醤油が種類豊富には売っていないのでしょうね。

では、きょう、スーパーに行ったら、どんな醤油を選べばよいのでしょうか？　おさらいです。

安心して購入できる醤油は、次の原材料でつくられています。

・大豆（有機ならさらによい）
・小麦（有機ならさらによい）
・食塩（天日塩ならさらによい）

余計なものは一切入っていない、職人さんのこだわりが詰まったとても優秀な醤油です！
それでは、なんちゃってバージョンのお醤油もご紹介しましょう。原材料名をよく見てみます。

○A社の有名な商品の例
・脱脂加工大豆、小麦、食塩
・調味料（アミノ酸等）、カラメル色素
・甘味料
・保存料

このように、脱脂加工大豆を使い、添加物を使ったものは安価で大量生産に向いています。逆に、大豆、小麦、食塩だけでつくられた醤油は、品質志向の高級品というわけです。

＊醤油の味比べをしましょう！

上質な醤油は、味も全然違いますよ！　こくがあって、本当にまろやかな香りが口から鼻に広がるのです。これぞ日本の味だと感じます。

一方、なんちゃっては、しょっぱいだけで、アミノ酸入りでしたら化学調味料独特のべたっとした味のまとわりつきがあります。何だか舌にべったりと残る味です。この化学調味料独特のべったり感に慣れてしまうと、この味でないと物足りなくなってしまうのが化

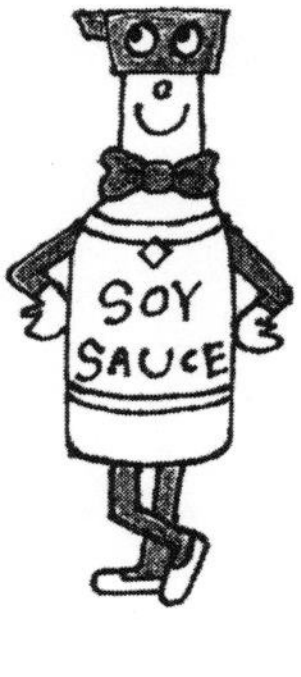

学調味料の怖いところです。

上質な調味料でつくられた煮物は、素材の味が引き立てられて美味しいですし、お刺身なんかテキメンです！　１，０００円と１９８円には大きな差がありますよ！　職人さんが独自のこだわりでつくっている醤油が世の中にはいろいろあります。

ちなみに、上質な調味料は、ビンで売っていることがほとんどですから、重いのでインターネットで購入するのもよいでしょう。お店で買うのでしたら、自然食品店なら確実にあります。

3　サンマの塩焼きに大根おろしがつく理由！（動物性たんぱく質の食べ方）

＊マクロビオティックの実践ミス

巷に流れるマクロビオティックのイメージは、「絶対に玄米菜食！　動物性たんぱく質は禁止！」と思っている方がほとんどではないでしょうか？　確かに、動物性たんぱく質の過剰摂取は、消化に負担をかけるので避けたほうがよいですが、あなたの体質や体調によっては、動物性たんぱく質を入れたほうがよいときもあるのです。

昔からの厳格なマクロビオティックとは違い、子宝体質を目指すときは、あまり極端な動物性たんぱく質抜き、また逆に動物性たんぱく質過剰もおすすめしません。あなたの体の状態をお話や望診から読み解き、そのときのあなたに合わせて、動物性たんぱく質の種類と食べる頻度を決めるのがよいのです。

私の経験からお話します。マクロビオティックを山村先生から学ぶ前に、自己判断で間違えたマクロビオティックを実践してしまい、ストイックに動物性たんぱく質を抜いた時期がありました。その時期、体外受精の際の採卵結果はどうだったかと言うと……、変性卵だったり、未成熟卵だったり、成熟卵でも受精しなかったりと、散々な結果でした。

そんなとき、マクロビオティックを学び、私は生殖に大切な「腎」が弱っていたことが判明しました。そこで、「腎」を補うために魚介類を食べるようにし、「相克」の関係にある甘いものを止めました。すると3か月後くらいから、いい受精卵ができるようになり妊娠しました。

＊食合せが大切な理由

体質的に胃が弱い女性が、あるとき、分子栄養学の栄養士さんから血液検査の結果、体に鉄が足りないから肉を毎日食べるように言われ、食べ続けていたら胃がどんどんおかしくなり、体調不良になってしまいました。その方は、もう何を食べていいのかわからなくなってしまい、いろいろと調べているうちに、私の子宝カウンセリングにたどり着いたのでした。

舌を拝見すると、舌の中央が黄色くなっていました。望診では、このサインは、胃が熱を持っていて不調と読み解きます。そして、白目には黄色いシミがありました。これは、油の摂り過ぎというサインです。

お話を伺いますと、肉を食べるにしても、栄養士さんからは肉の食合せについては教えてもらっていないのです。それでは、毎日肉を食べるのは、さすがに辛くなると思います。

さあ、思い出してください。センスのよい肉料理、魚料理にはどんな野菜がついてきますか?

・トンカツ↓キャベツとレモン
・豚の生姜焼き↓キャベツ
・牛ステーキ↓クレソン、和風なら大根おろし
・サンマの開き↓大根おろし
・焼肉↓サンチュ

その他にも、ブリ大根、鳥大根など、定番の肉と野菜の組合せには意味があります。これらの野菜には、動物性たんぱく質を上手に消化できるよう助ける力があるのです。

キャベツでしたら、胃腸を整えるキャベジン（ビタミンU）ですし、大根にはたんぱく質や糖質を分解する消化酵素が多く含まれています。

大根は、部位によって辛さが違います。まず、葉っぱの近くは、甘味があり辛味が少ないです。次に、真ん中の部分は、大根が本来持っている甘味が最も感じられます。甘味を活かした美味しい大根おろしができるのは、この真ん中の部分です。大根おろし以外にも、煮物や様々な料理に使えます。

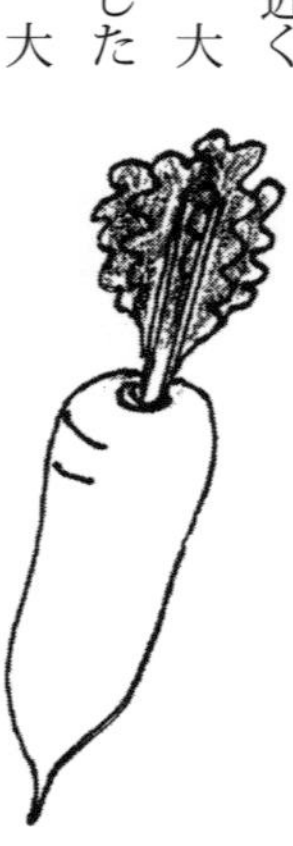

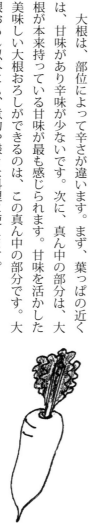

最後に根っこは、大根の中でも一番辛味があります。辛い大根おろしをつくりたいなら、根っこの部分をすりおろしましょう。そして、皮にはビタミンPが含まれているため、できれば皮つきのままで。ビタミンPは、コレステロール値や血流を改善し、発がん抑制作用も期待できると言われています。そして焼肉を食べる機会があったら、肉の3倍の野菜を食べてください。

4　スイーツのコントロールは重要任務！（砂糖との付合い方）

＊砂糖のコントロール

仕事から疲れて帰宅したら、ほっと体も心も緩めたいものです。

体を緩めるものに代表的な2つのものがあります。それは、お酒と甘いものです。よくあるパターンに、「酒飲みは甘いものが嫌いで、お酒が飲めない人に甘党が多い」というもの。特に、子宝に悩む方に多いのが、「スイーツ大好き！　洋菓子大好き！」です。ちなみに、一番困ったパターンは、お酒も甘いものも両方大好きというパターンです。

では、どうして砂糖をコントロールしたほうがよいのでしょうか？　実は、砂糖のコントロールは、妊活だけではなく、一生を通して重要なポイントなのです。マクロビオティックでは、白砂糖は極陰性です。精製されたサトウキビは、自らを体内でエネルギー化させるためのビタミンやミネラルを持ち合わせておらず、体内で代謝されるときに、もともと体にあるビタミンやミネラル、カルシウムを無駄に消費してしまうのです。

人間の体は、精製されたピュア過ぎるものは苦手です。白砂糖の精製度の高いものは、糖質が99・8％にも達して、本来サトウキビに含まれていた他の栄養素を可能な限り排除しているので、栄養のないカロリーだけの食品となります。人間の体は、もっと雑多なものが好きなのです。自然界の食べ物にビタミンCだけ、ビタミンBだけでできているものはありません。どの食材も、いろいろな栄養素が複雑に混在して成り立っているのです。

ですから、あなたの体にある大切な栄養素をできるだけ無駄にしないように、たとえ少量だとしても、甘いものや清涼飲料水を毎日ダラダラと食べたり飲んだりすることを止めましょう。食べる日と食べない日をはっきりと分けて、最初は食べる日を4日に1回程度にしてみましょう。どうしても甘味が欲しいときは、ドライフルーツをちょっとつまむ程度にしましょう。

私は、よくナツメやプルーンを食べていました。焼き芋なども甘いので満足感が得られます。ただし、カロリーもありますので、食べ過ぎには注意です。

＊人生の主役は砂糖ではない。あなたです！

しかしながら、砂糖の魅力、中毒性といったらなかなか止めるのが難しいものです。なぜなら、脳はとても偏食で、ブドウ糖だけが唯一のエネルギー源です。ですから、体が疲れたとき、頭が疲れたときに、甘いものが欲しくなるのは人間の本能なのです。しかし、ここで甘いお菓子に手を出すのではなく、おにぎり、芋、かぼちゃ、季節の果物、米と麹の甘酒など、白砂糖が入っていないおやつで脳と体を満足させて欲しいのです。

人間は、甘いお菓子を食べたときのあの幸福感が忘れられず、ひどい人は、今食べてもまた3時間後にお菓子が欲しくなるのです。これが白砂糖の中毒性です。まるで「ヤク」のようですね（笑）。

しかし、この白い粉のせいで（砂糖ですよ！）、あなたの人生を狂わせるのは、なんだかもったいない気がしませんか？　砂糖の過剰摂取により、不妊だけではなく、心身の健康面、美容面でマイナスなことがたくさんあります。甘いお菓子を食べても食べてもまだ食べたい！　と、砂糖に振り回される人生ではなく、砂糖をうまく取り入れて、あなたが人生の主役になりましょう。

＊砂糖のコントロールで生殖に大切な「腎」を守る！

砂糖のコントロールをすると、ストレスに強い体をつくることができます。マクロビオティックでは、砂糖の摂り過ぎは「思い悩む」心をつくってしまうと考えます。これは、陰陽五行に沿って考えると、砂糖過多は「脾」を傷めてしまい、「脾」は「憂」という気分を司っています。そして、「脾」と相克の関係にあるのが「腎」でしたね。「腎」は、生殖を司る妊娠出産に最も大切な柱です。ですから、「腎」を労わる生活をすることは、健康的な妊娠出産をする上で重要です。

生まれながらにして「脾」が強い人と弱い人がいます。「脾」が弱い人が、砂糖やお酒でさらに「脾」を傷めつけますと、ちょっとしたことで落ち込んだり、さらには会社や学校に行けなくなったりして、うつ状態になってしまいます。

同じようなストレスを受けても、何ともない人と、深く落ち込む人がいますよね。落ち込みやすい人は、比較的甘党が多いはずです。ケーキやお菓子の他に、甘い缶コーヒーやジュース、○○フラペチーノなども、スイーツと同じです。もしも、自分や家族でストレスに弱い人がいたら、スイーツを毎日食べていないかどうか思い返してください。心当たりはありませんか?

砂糖のコントロールをすると、気分が晴れ、頭がクリアーになり、むくみが取れ、肌つやがよくなります。頭痛や便秘、胃の不調、だるさが解消したという話もたくさんあります。ぜひ、人体実験のつもりでトライしてみてください! 子宝だけではなく美容にも一番の近道です!

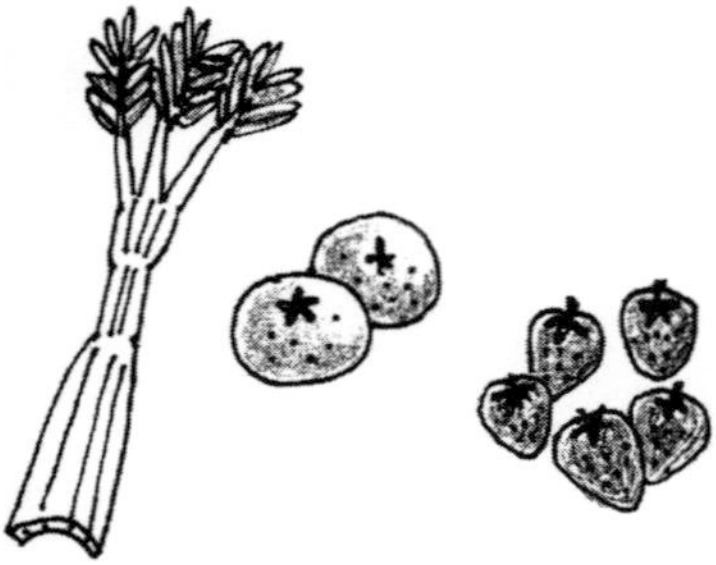

コラム

妊活サプリメントや漢方薬との付合い方

小山田　明子

正直に言って、食養生って一番とっかかりにくい体質改善法だと私は思います。なぜなら、基本的に人に頼れないからです。サプリメントや漢方薬は、ある意味人任せにできるのです。お金さえ払えば、「これとこれを飲んでくださいね」と何か頼れるものをもらえる。でも、食養生は、方法を習ったら、後は自分でコツコツと進めなくてはならないのです。そして、大抵の場合、大好きな食べ物（お酒やお菓子、油もの、乳製品等）に制限がかかるわけです。もう自分で気持ちを律してやるしかなくて、人のせいにできないのです。だから、食養生は一番後回しになってしまうのだと思います。私がそうでした！

しかし、サプリメントや漢方薬を始めるにしても、まず一番最初に取り掛かるべきことは、食事と生活習慣の見直しなのです。

以前、妊活のサプリメントに1年間で３００万円以上使った女性が、この先どうしたらよいかわからなくなり、私のカウンセリングにいらっしゃいました。その女性が通ったクリニックは病気を治すのには薬に頼るのではなく、血液検査をして、足りない栄養素などをサプリメント等で補うという方針でした。

３か月に1回の通院の度に行われる血液検査で数値が悪いからと、毎回追加されるサプリメントの数々。その金額は、1回約30万円でした。あっという間に貯金が尽きたそうです。

高価なサプリメントを摂り続けましたが、血液検査の結果は一向によくならず、最終的にはクリニックで「あなたの腸に問題があるからサプリメントの栄養を吸収できないのでしょう」と言われてしまい、その女性は「自分が支払ってきた３００万円は無意味だった」と落ち込んだそうです。

その女性は、私のカウンセリングの後に、「もっと早くここに来ればよかった。食事から見直さなきゃダメだと薄々はわかっていましたが、現実から逃げていました」と、正直な気持ちを明かしてくれました。

私たちの体は、60兆個の細胞から成り立ち、毎日、古い細胞は死に、新しく生まれるのです。ただこの繰返しです。そこで毎日の食事が細胞に影響しないわけがありません。

「食」を後回しにせず、台所から自分のためにできることを考えていきましょう。それから補足として漢方薬やサプリメントという順番です。

本格的な漢方薬を摂るにしても、体をつくる「食」がメチャクチャでは、効果半減というもの。これは、漢方薬だけに限らず、鍼灸治療や整体、マッサージなどにもきっと同じことが言えるでしょう。

「あなたの体はあなたの食べた物でできている」

「食」を見直すことは面倒で遠回りに見えますが、実は安くて一番の近道なのです。

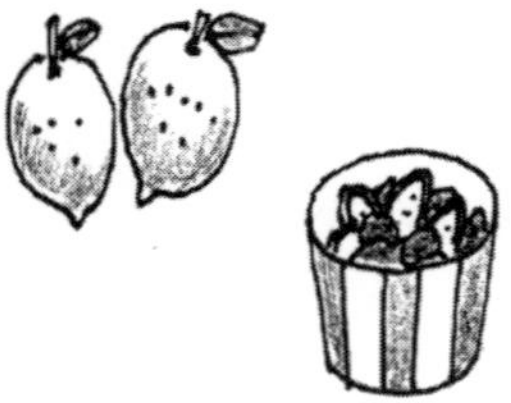

第6章

誰でも簡単につくれる子宝メシ

使いやすい食材を五味に分類した簡単料理をご紹介！

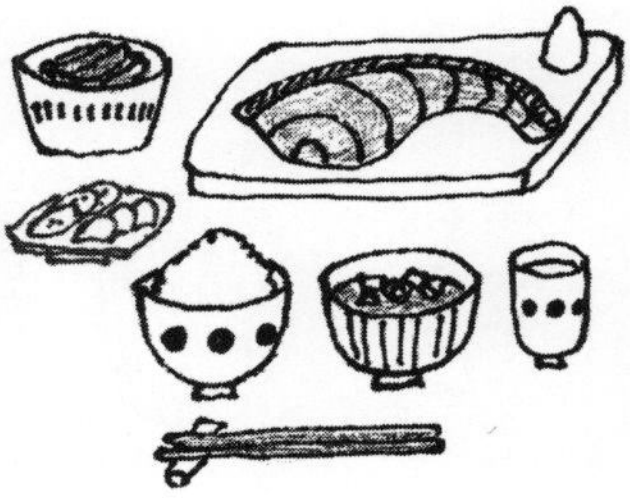

1　肝・胆にいい酸味

「肝・胆」は、血液を蓄えるとともに、血液を解毒して、さらに栄養を与えると考えます。

この「肝・胆」の柱が正常に働くためには、血液を増やすと同時に、血液が汚れないように白砂糖や質の悪い油を摂り過ぎないようにしましょう。

血を補う食材としては、牡蠣、イカ、うなぎ、たら、アサリ、しじみ、黒豆、黒きくらげなど、色の黒いものやクコの実、小松菜、ホウレン草、ニンジンなどの緑黄色野菜が代表的です。たまにでしたらレバーを食べるのもよいでしょう。

また「肝・胆」は、ストレスと連動しています。適度な酸味は「肝」の働きを正常にしてイライラや疲労回復に有効です。柑橘類や、セロリ、三つ葉など香りのよいものはストレスによる気の滞りを流してくれます。

そして、酸味の王様は梅干しです。梅干しは、出過ぎるものを止めて、出ないものを出すため、便秘にも下痢にもおすすめです。梅の季節には、自分で梅干しを漬けたり、梅ジュースを手づくりするのも楽しいです。

また、腸内環境を整えたいときや、疲労、二日酔いには青梅をすりおろして煮詰めた梅肉エキス（市販または手づくり）を耳かき一杯ほど蜂蜜とお湯で割って飲みましょう。

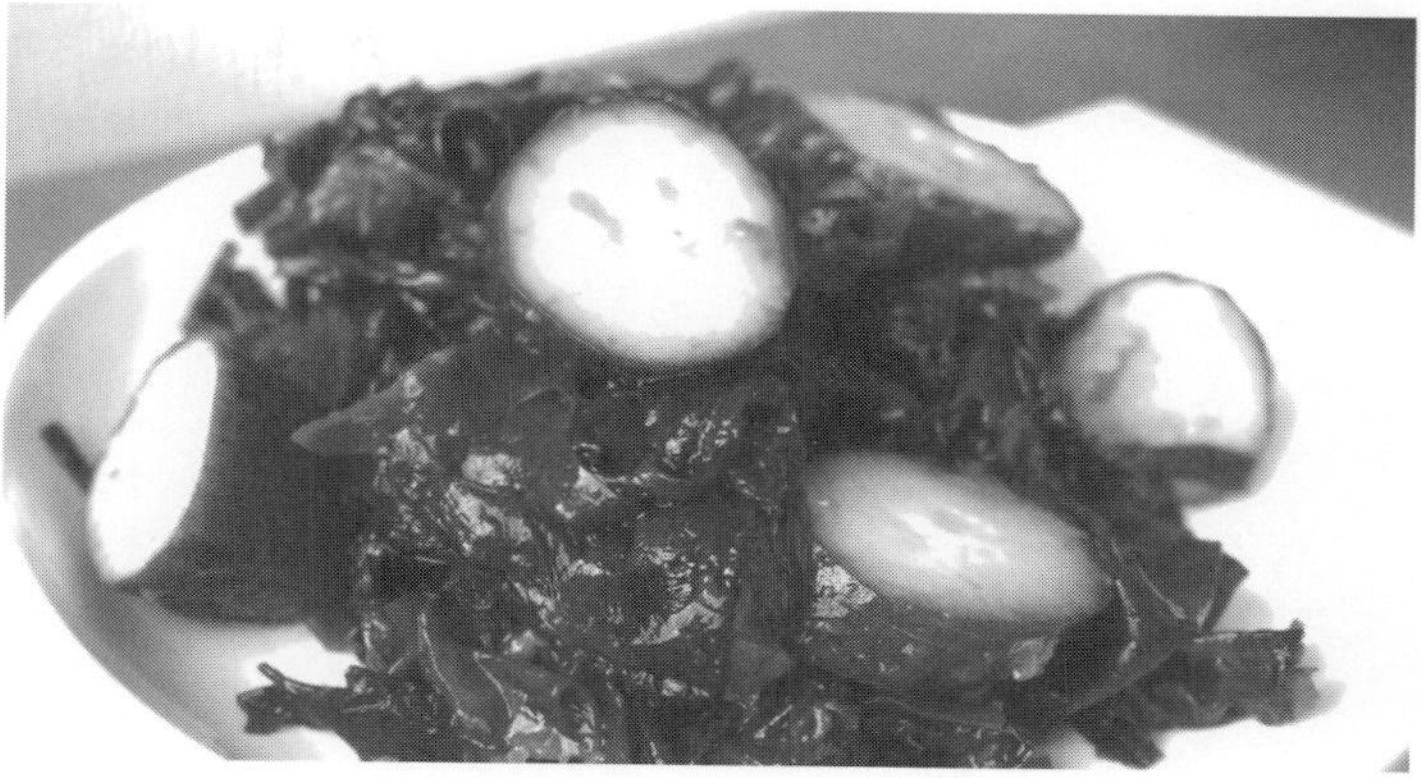

☆レシピ　キュウリとワカメの梅干し和え（２人分）

●材料

＊キュウリ・１本　＊乾燥ワカメ・８ｇ　＊梅干し（大）・２個
＊めんつゆ・小さじ１　＊塩・少々。

●つくり方

①　塩をまな板に敷き、キュウリを手でまな板の上で転がし、塩もみした後、軽く表面に細かく切込みを入れて、一口大に切る。

②　乾燥ワカメを水で戻しよく絞る。

③　包丁で細かくたたいた梅干し、めんつゆ、①と②をよく混ぜる。

2　心・小腸にいい苦味

苦味の食材は、「心・小腸」の季節である夏を代表するゴーヤやピーマン、そしてゴボウ。穀類ではひえ、また焦がしたもの、おコゲや焼きおにぎりなどが入ります。ローストしたものも苦味になりますので、コーヒーも苦味の代表選手です。

ローストしたものや焦がしたものは、湿った体を乾かし、さらに排便効果があります。「心・小腸」の相克関係である「肺・大腸」に働きかけ、便通を促します。ただし、苦味が多過ぎると乾き過ぎますので、そこは要注意です。

例えば、朝のコーヒーも、排便のために1杯くらいでしたらよいのですが、摂り過ぎると乾燥して髪の毛がパサついたり、胃を傷めてしまいますので、気をつけましょう。

食材とは少し異なるのですが、食養生のアイテムに「黒焼き」というものがあります。漢方の世界では、動物や虫、植物と様々な黒焼きがあります。

そこで、私たちが日頃手軽に使えるのが、「梅干しの黒焼きの粉末」です。黒焼きは、単に焦がしているのではなく、炭にしています。炭は、溜まった湿気を乾かす作用があるので、梅干しの黒焼きは、特に余計な水が溜まっている冷え性の改善や風邪、お腹の不調などに効果的と言われ、昔から民間療法や漢方薬で使われています。

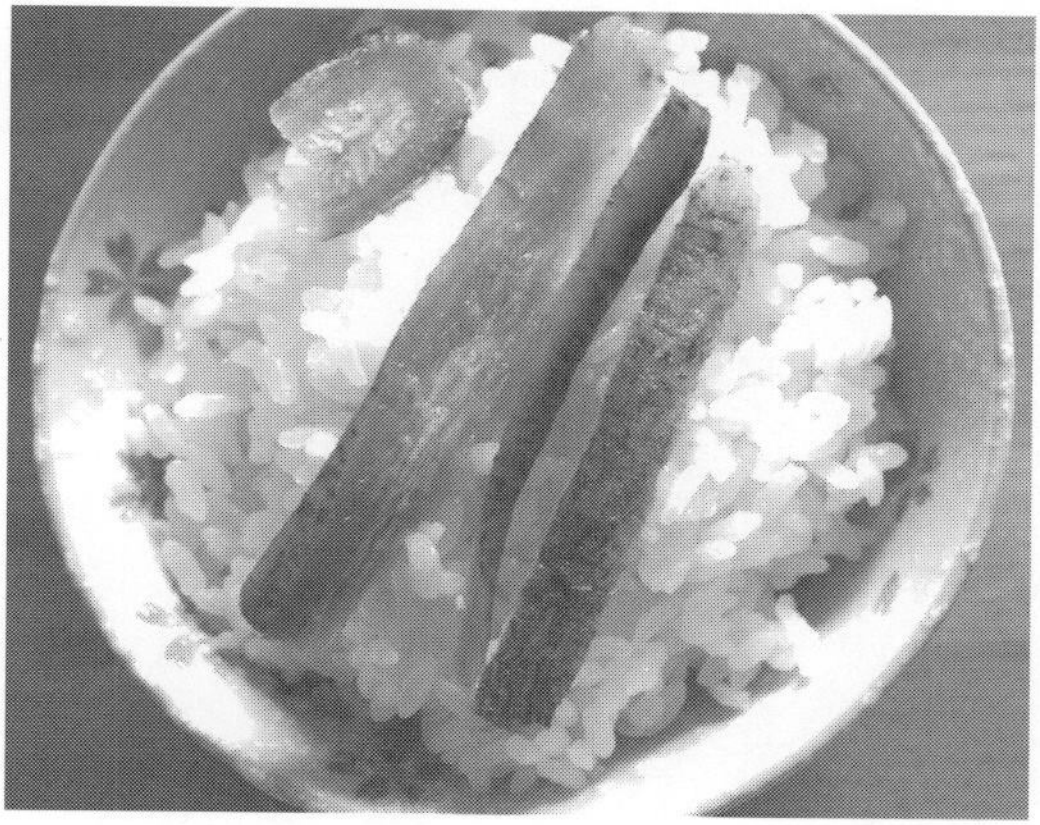

☆レシピ　ゴボウの味噌漬け（２人分）

●材料

＊ゴボウ・約10㎝　＊味噌・大さじ１　＊酒・大さじ１
＊酢・小さじ１

●つくり方

①　ゴボウを流水で流しながらタワシでこすり洗いをする。
②　鍋に500ccの水（分量外）を入れ、沸騰したら酢とゴボウを入れ３分ゆでる。水気を切り、薄く斜めに切る。
③　チャックつきの保存袋に味噌と酒と切ったゴボウを入れて揉む。袋の空気を抜いて冷蔵庫で２時間寝かせる。
④　食べるときは、味噌を水で軽くすすぎ、水気を切っていただく。

3 脾・胃にいい甘味

胃の弱い人は、甘党やお酒好きの方が多いです。クリームやお砂糖がたっぷりのお菓子は、マクロビオティックのすすめる甘味ではありません。本来、「脾・胃」を守って体を丈夫にしてくれる甘味は、米、芋、豆を筆頭に、人参、かぼちゃ、トウモロコシ、キノコ類、キャベツ、カリフラワー、ブロッコリー、レンコン、落花生など、よくかみしめると甘さを感じる食材です。

果物は、甘味と酸味の両方に分類されるものが多いですが、体を冷やし過ぎないように、旬や産地を考慮して適度に楽しみましょう。

また、マクロビオティックでの考え方で、二味の法則というものがあります。これは、五行の対立関係である相克の関係の味を組み合わせて、臓器の働きを補い未然に病気を防ぐというものです。

例えば、酢の物には、甘味である砂糖や蜂蜜を入れて酸から胃を守ります。お汁粉には、塩を足すことによりミネラルを補給し、さらに味が締まることで甘味をより感じやすくなります。

そして、砂糖も、うまく使えば体をリラックスさせ、体を潤します。ただし、毎日食べては子宝体質を遠ざけてしまいます。あなたの体質に合わせて4日に1回、1週間に1回など、頻度を決めて楽しみましょう。特にむくみや、冷え性、赤いニキビ、便秘、下痢などの自覚がある方は、スイーツとの付合い方は重要です。

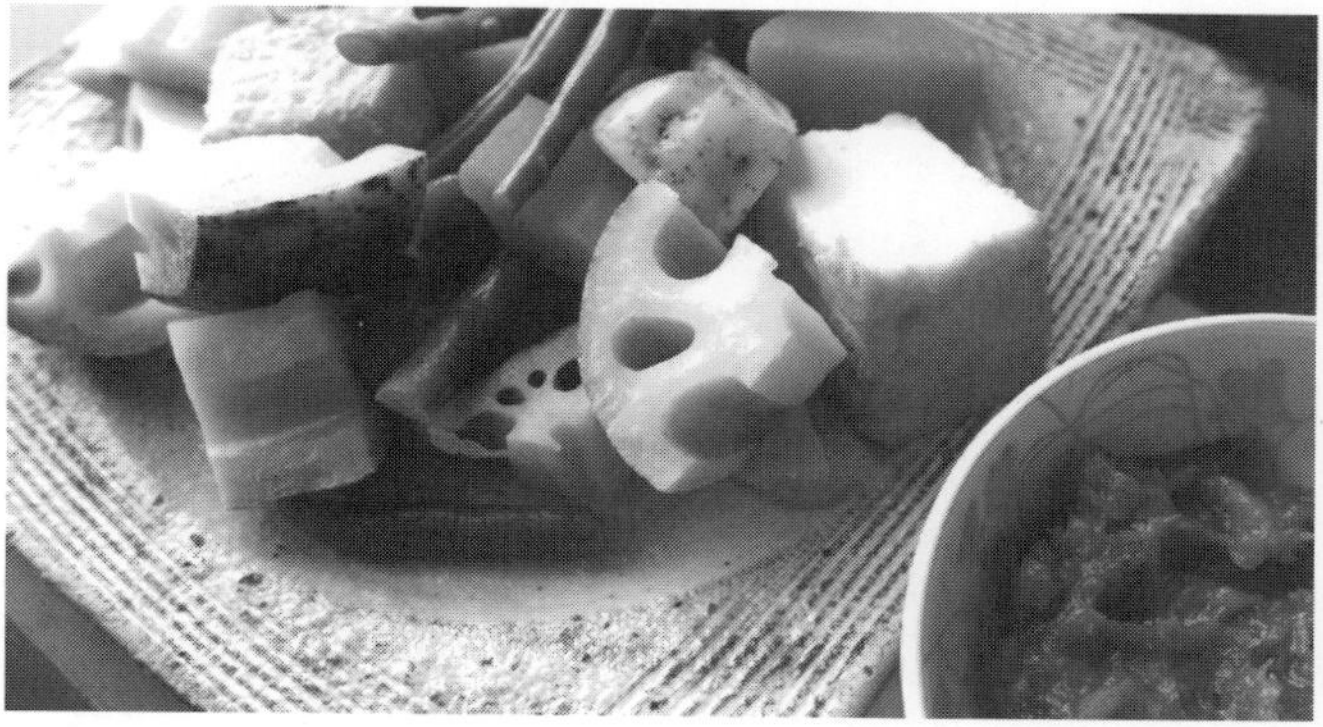

☆**レシピ　根菜と厚揚げ　ピーナッツ味噌のディップ添え（2人分）**

●材料

＊人参・$\frac{1}{2}$本　＊レンコン・1節（150g）　＊さやいんげん・6本　＊厚揚げ・$\frac{1}{2}$枚　＊菜種油・大さじ$\frac{1}{2}$　＊玉ねぎ・$\frac{1}{6}$個　＊にんにく・1片　＊ピーナッツペースト・大さじ2　＊黒糖・小さじ1　＊醤油大さじ$\frac{1}{2}$　＊味噌大さじ・$\frac{1}{2}$

●つくり方

① 人参、レンコンは、一口大に切り、10分ゆで、さやいんげんは、半分に切り、2分ゆでる。厚揚げは熱湯をかけて油抜きをしておく。
② 玉ねぎ、にんにくをみじん切りにして、菜種油で香りが出るまで炒め、ピーナッツペースト、 黒糖、醤油、味噌と合わせよく混ぜる。
③ 野菜と厚揚げをピーナッツ味噌ディップにつけていただく。

4　肺・大腸にいい辛味

辛味の食材は、日常で使いやすいものがたくさんあります。大根、カブ、玉ねぎ、長ねぎ、にら、春菊、パセリ、ラッキョウ、にんにく、生姜、唐辛子などです。これらの食材は、体を温め、排便を促し、大腸を健やかに保ちます。

東洋医学では、肺と大腸は密接な関係にあります。肺は、呼吸器ですが、実は皮膚も同じ仲間に入ります。アレルギー体質と言われてまず思いつくのは喘息や花粉症、アトピー性皮膚炎ではないでしょうか。アレルギー体質の方は、この「肺・大腸」の柱を大切にしましょう。

まずは単純にとにかく便秘をしないで、バナナ3本分ほどの理想的な便を毎日するということです。コロコロでもユルユルでもなく、綺麗な一本糞が理想です（「第7章　2　あなたの中にいる名医！」を参照）。大腸の汚れは肌に影響します。そして、アレルギー体質の人は、余計な水分が体に溜まっているとマクロビオティックでは考えます。余計な水分を排出する一番よい方法は、排便なのです。なぜなら便の8割は水分だからです。

便秘の人は、切干し大根や大根を食べてください。特に切干し大根は、長い時間をかけて溜め込んだ油を体から抜いてくれると考えられています。そして、生の大根は、動物性たんぱく質と組み合わせて料理し、消化を助けましょう。

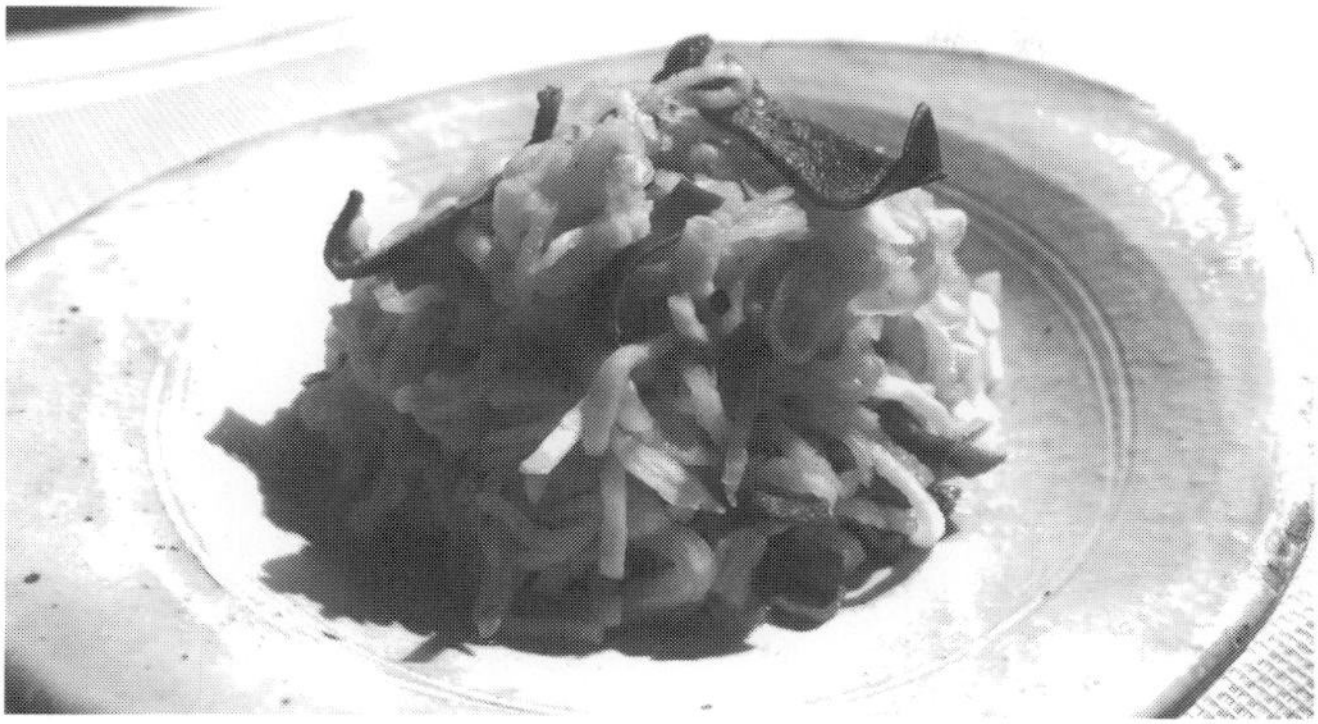

☆レシピ　切干し大根ときくらげのピリ辛炒め（２人分）

●材料

＊切干し大根・40ｇ（水で戻す）　＊乾燥きくらげ・３ｇ　＊にんにくのみじん切り・１片　＊豆板醤・小さじ $\frac{1}{2}$　＊菜種油・大さじ $\frac{1}{2}$　＊黒砂糖・小さじ２　＊醤油・大さじ１　＊鶏がらスープ・200 cc。

●つくり方

① 切干し大根は、ざく切りにして、きくらげは、水で戻し食べやすく切る。

② 鍋に菜種油、にんにくを入れて香りが立つまで弱火で炒める。

③ ①を②の鍋に入れ、豆板醤を入れて炒めたら、黒砂糖、醤油、鶏がらスープを入れる。水気が少し残るくらいまでになったら火を止める。

5　腎・膀胱にいい鹹味《かんみ》（塩味）

塩味と言えば魚介類です。海の塩分を含んだ魚や貝は、時には調味料がいらないほど塩味がきいているものもあります。

魚介類を選ぶときに意識して欲しいのが、「全体で手のひらサイズであるかどうか？」です。例えば、マグロはあなたの手のひらには大き過ぎて乗らないですね。

これでは、マクロビオティックの基本である全体食ができません。頭から尻尾まで食べられないのです。

では、手のひらサイズの魚とは何でしょう？　しらす、ししゃも、いわし、アジ、サンマ、などです。

そして、積極的に食べて欲しいのが、現代人に不足しがちな海藻類です。ひじき、わかめ、昆布などは、煮物や酢の物、味噌汁に入れたりと、実は簡単に取り入れられる食材です。ただし、甲状腺のトラブルがある方は、海藻類の摂取に関しては医師とご相談ください。

魚介の動物性食材をいただくときの大切なポイントは、野菜との組合せです。焼き魚には大根おろし、煮つけは大根や生姜、ねぎを合わせるなどして工夫しましょう。そうすることによって、野菜が動物性食材を消化する際の体の負担を助け、さらに料理の生臭さが抑えられ、風味を増します。

また「腎」の色は黒です。黒豆や黒ゴマなども食卓に取り入れましょう。

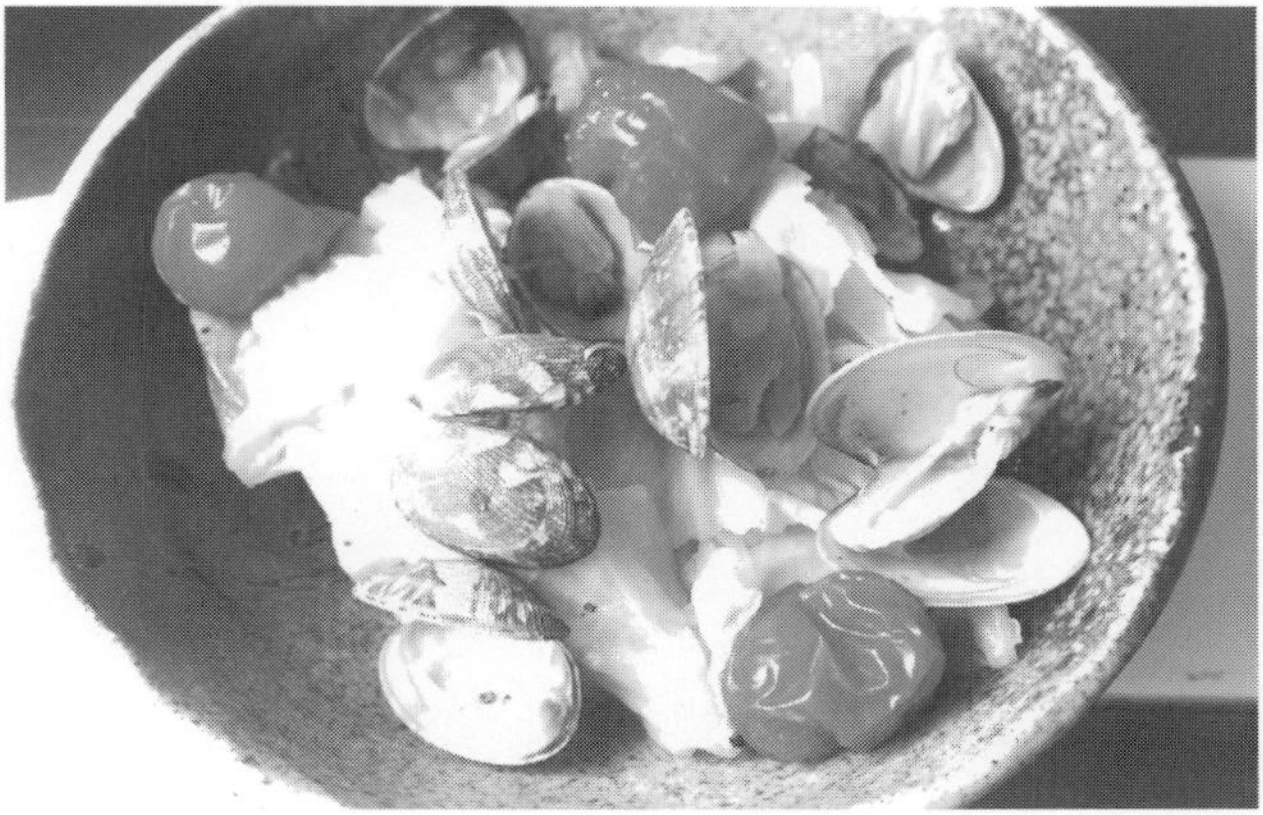

☆レシピ　キャベツとアサリの酒蒸し（2人分）

●材料

＊キャベツ・200ｇ　＊アサリ（砂抜きしておく）・200ｇ
＊ミニトマト・6個　＊にんにく・1片　＊酒・60 cc
＊自然塩・お好み量　＊黒コショウ・お好み量

●つくり方

① キャベツは、一口大に切り、にんにくは薄く切る。
② 自然塩、黒コショウ以外のすべての材料をフライパンに入れ、沸騰したら中火にし、蓋をして5分間蒸し煮する。
③ アサリが開いていることを確認したら、火を止めて、自然塩、黒コショウで味を調える。

6　ぬか漬けのすすめ

＊発酵食品

日本には、素晴らしい発酵食品がたくさんあります。その代表がぬか漬けです。「ぬか」とは、「米ぬか」のことです。玄米から表皮と胚芽を取り除くと白米になります。これを精米といいます。その取り除いた表皮と胚芽が米ぬかです。

その米ぬかには、いろいろな栄養素が含まれています。カルシウム、リン、鉄、カリウム、ビタミンB1、B2、ビタミンEなどを豊富に含み、食材の中でもトップクラスの栄養素を持っています。これを発酵させて、野菜をより美味しく食べる方法を編み出した先人の知恵には、感動を覚えます。昨今のブームである腸内環境を整えて自己治癒力を高める「腸活」には、発酵食品が欠かせません。

何といってもぬか漬けにふんだんに含まれるのが、植物性乳酸菌です。植物性乳酸菌は、生きて腸まで届き、善玉菌のエサとなり、善玉菌が増えることで悪玉菌を減らします。善玉菌が増えると腸内環境が整い、便秘の改善につながります。腸内の常在菌の7割は「日和見菌」です。日和見菌は、周りに善玉菌が多いと善玉菌になり、悪玉菌が多いと悪玉菌になるという性質の菌です。

ぬか漬けを食べて善玉菌を増やしましょう。

ちなみに、悪玉菌を増やすのは、動物性たんぱく質の肉です。下痢、便秘、おならが多い、臭いときは、悪玉菌優位を疑いましょう。

また、注意点としては、ぬか漬けは食べ過ぎると塩分過多になりますので、体によいからといって山盛り食べるのはやめましょう。

*ぬか漬けのつくり方

●材料

生ぬか・1kg、ミネラルウォーター・1ℓ、自然塩・130～150g、昆布、乾燥しいたけ、実山椒（各ひとにぎり）、粗びき唐辛子・30g、捨て漬け野菜（大根、キャベツ、人参等）。

●つくり方

①　ぬかにミネラルウォーターを少しずつ入れながら混ぜる。ぬかの固さの目安は、味噌くらい。

②　①に塩、唐辛子、乾燥しいたけ、1分ゆでて水に10分さらした実山椒を混ぜ込む。

③　容器の底に昆布を敷き、その上に②を入れる。

④　野菜の切れ端やヘタをぬか床に入れ、毎日かき回す。3日に1回捨て漬け野菜を交換する。

⑤　10日ほどで酸味のよい香りがしてきたら、美味しいぬか漬けができる。冬は常温で、夏は冷蔵庫で保管したほうがぬか床が安定する。30度以上になると酸っぱくなり過ぎるので注意する。

⑥　長期で留守にする場合は、ぬか床を冷凍庫で保管し、帰宅したら常温に戻す。

⑦　水が溜まってきたら、ぬかと塩を足して固さを調整する。昆布を入れるのもよい。

7　五味を意識した3食の献立

＊3食献立の考え方

毎日3食の献立を考えることは大変なことですよね。

特に、食養生を始めたばかりの人にとっては、実際にどんな献立にすればよいのか悩むところでしょう。

まずは簡単に考えて、朝食は、「ご飯に納豆に味噌汁」のような短時間でできる和食がよいでしょう。

昼食は、外食する方も多いかもしれません。外食では、メニューの選び方にコツがあります。ハンバーグランチよりも焼き魚定食！　パスタよりもお蕎麦！　と、洋食よりも和食を選んだほうが油の摂取量が少ないです。

普段の夕食は、あまり豪華になり過ぎないようにしましょう。ご飯、主菜、副菜、お味噌汁で十分です。

シンプルな和食に慣れてきたら、次は1日で五味をまんべんなく食べられるように工夫しましょう。

旬を意識しながら五味を取り入れた献立は、何よりも御馳走です。

①　春夏秋冬　季節のメニュー例

●春

・朝：雑穀米の梅おにぎり（酸甘）、キャベツのぬか漬け（甘塩）、菜の花の味噌汁（苦塩）。
・昼：山菜そば（苦甘）、ワカメのトッピング（塩）、苺（酸）。
・夜：玄米（甘）、イカの姿焼き（塩）、タラの芽の天ぷら（苦）、もずく酢（酸塩）。

●夏

・朝：オクラと山芋と納豆のネバネバ丼（甘苦）、ナスの味噌汁（甘塩）。
・昼：冷やし中華→麺（甘）、キュウリ（甘）、トマト（甘酸）、みょうが（苦甘）、卵焼き（甘）、すいか（甘）。
・夜：白米（甘）、ゴーヤチャンプル→ゴーヤ（苦）、豚肉（甘）、卵（甘）、ワカメとキュウリの酢の物（酸）。

●秋

・朝：玄米（甘）、納豆（甘）、さつま芋と玉ねぎの味噌汁（甘塩）、柿（甘）。
・昼：アサリとキノコの全粒粉パスタ（塩甘）、大根のピクルス（辛塩酸）、根菜のコンソメスープ（甘）。
・夜：白米（甘）、サンマの塩焼き（塩）、大根おろし（辛）、きんぴらごぼう（苦）、なめこ汁（甘塩）。

●冬

・朝：雑穀米の梅干しがゆ（甘酸）、ひじきと大豆の煮物（塩甘）、リンゴ（甘酸）。

・昼：味噌煮込みうどん→うどん（甘）、ゴボウ（苦）、カボチャ（甘）、人参（甘）、しめじ（甘）、豚肉（甘）、長ねぎ（辛）、味噌（塩）。

・夜：五分づき米（甘）、牡蠣鍋→牡蠣（塩）、白菜（甘）、春菊（辛）、長ねぎ（辛）、しいたけ（甘）、　豆腐（甘）、しらたき（甘）。

②　間食の例

ふかし芋、お餅、砂糖なしのドライフルーツ、シンプルなお煎餅、旬の果物、寒天デザート、少量のナッツ類、小魚アーモンド、お米と麹の甘酒。

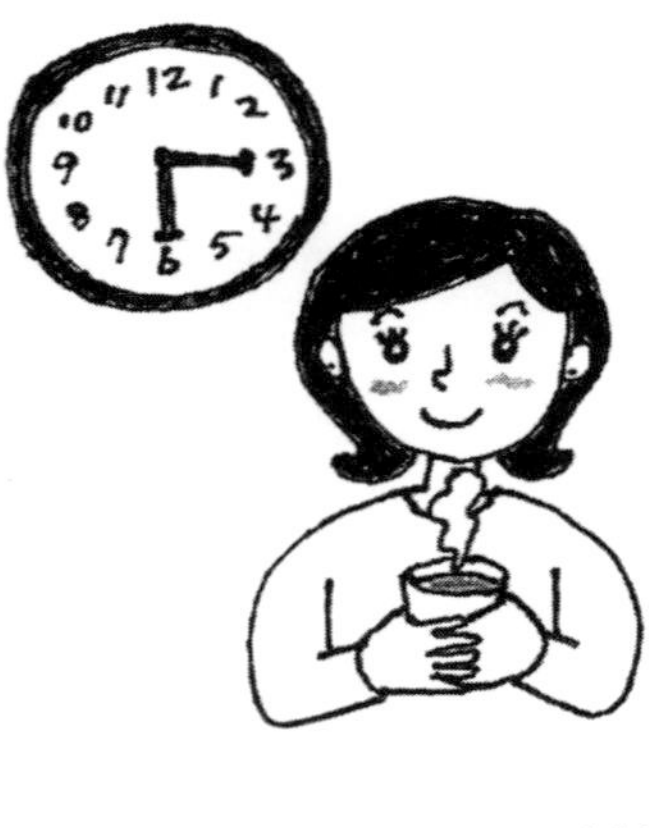

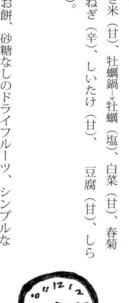

③　体質別おすすめのお茶

＊陰性タイプから中庸向けのお茶

三年番茶、たんぽぽ茶、あずき茶、どくだみ茶、そば茶、よもぎ茶、桑茶。

＊陽性タイプから中庸向けのお茶

麦茶、はと麦茶、びわ茶、トウモロコシのひげ茶、あずき茶、よもぎ茶、柿茶。

次ページの「食材の五味表」は、日常で使いやすい食材を五味で分類したものです。

日常的に使いやすい食材の五味表

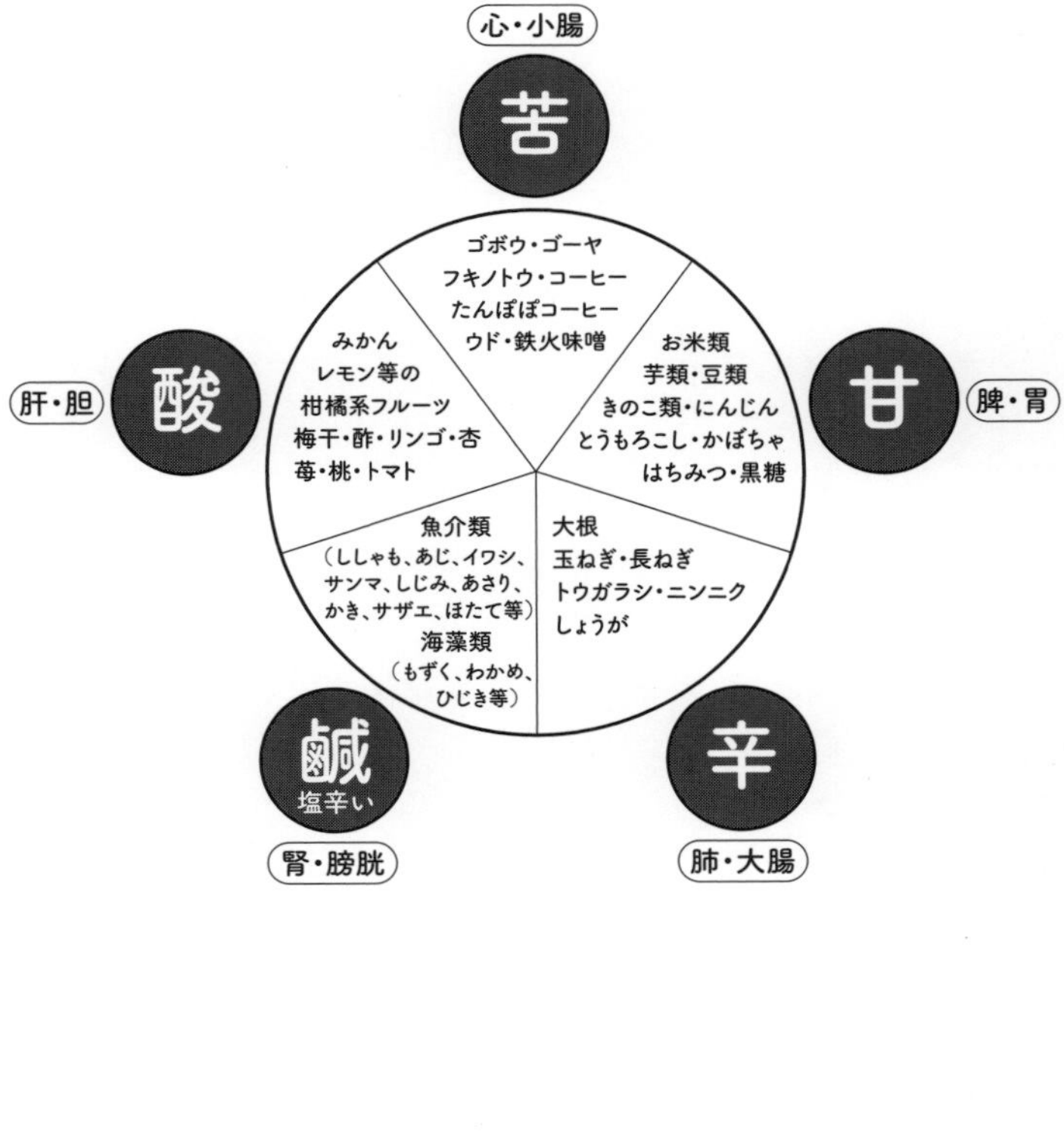

コラム

転院について考える

小山田　明子

私は、5年間で3つの不妊治療クリニックにお世話になりました。2回転院したのですが、その都度治療と心のよい区切りになっています。1件目の施設でめでたく妊娠すればよいのですが、残念ながら私のように長期戦になってしまう方はいます。

クライアントからよく聞かれるのが、「転院するときって内緒のほうがいいですかね?」です。やはり、日本人ってこういうのが得意じゃない人種なんですよね。「浮気するみたいで、申し訳ない」「ドクターに嫌われそう」等々、いろいろな緊張感が伴うようです。

しかし、ここは心配ご無用! 不妊治療の世界では、転院は当たり前のことで、百戦錬磨の医師ならば慣れっこです。そして、転院のよい点を理解しています。もしも、あなたが、「転院を考えているから資料や紹介状が欲しい」と申し出たときに、嫌な顔をするドクターなら転院を決意するよい判断材料になることでしょう。

転院したいときっていろいろな理由があるのです。「体外受精で3回以上同じ治療で結果が出ない」「フィーリングがなんか合わない」「同じ所に通い過ぎて飽きた」「受付の態度がヤダ」等々、実際の治療内容から、気分の問題まで、何でも転院したくなる原因となるのです。

そんなときは、堂々と転院希望の旨をお話してよいのではないでしょうか? 中には、36歳の女性患者にズルズルと3年間もタイミング法を続ける医師や精液検査をきちんとしないままタイミングを続けているという、誰が考えても絶対に転院したほうがよい実話もあります。

妊活にも「旬」があります。そのステージごとにベストが尽くせるよう、患者側にもほんの少しの勇気と知識が必要です。

第7章　子宝体質を維持する生活習慣

習慣にしてしまえばこっちのもの！

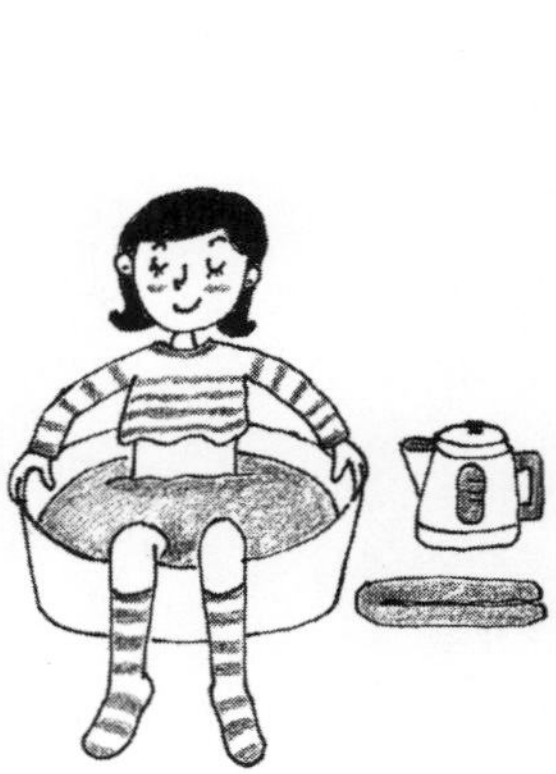

1　簡単そうで現代人にはすごく難しい早寝早起き（子宝にも美容にもとてもいい！）

＊自分で望診

世間では、妊活情報があふれていますが、信頼性があり、真面目に書いてある妊活情報では必ずといっていいほど早寝早起きのすすめをしています。あなたも、睡眠が大切ということは、頭ではよくわかっていますよね。「寝不足だと、肌が荒れて、たくさん寝た日は化粧のノリがよい！」。このような経験をしている方がほとんどではないでしょうか？　実は、これは、日常的に知らずしらずのうちに自分で望診しているということなのです。

あなたは、睡眠が大切なその理由を深く考えたことはありますか？　東洋医学では、体は、その決まった時間にどのパーツが活発になるかという考え方をします。また、東洋医学ほど細かくはありませんが、西洋医学でも、最近は時間栄養学という考え方が認められるようになってきました。大変興味深い話なので参考にしてください。

＊2時間ごとに変化する体の働き

中国古来の医学に伝わる12刻（1刻は約2時間、1日は12刻と考える）の養生法によると、1日には12の解毒時間が存在しています。この解毒時間中に解毒がスムーズにいくよう工夫することで、効率よく健康な子宝体質を手に入れることができます。

●5時から7時：大腸の解毒時間

この時間帯に排便することで、大腸は効率よく解毒と修復を行うことができます。早起きをして、白湯やカフェインレスのお茶を飲んで、少し体を動かすと、自然と排便するようになります。毎日の食事が整い、心身ともに生活リズムが安定すると、この朝食前の排便ができるようになります。

●7時から9時：胃の解毒時間

胃は、人体最大の消化器官です。この時間内に朝食を摂ると、新陳代謝を速め、胃の消化能力を高めることができます。

朝ご飯は、必ず食べましょう。ギリギリまで寝て、朝ご飯を抜いていませんか？　子宝体質に朝ごはんは必要不可欠です。

●11時から13時：心臓の解毒時間

この時間帯は、心臓の心拍数が最大になるとも言われているので、仕事や勉強にもってこいの時間です。

12時から15時までの間に20分くらいの昼寝をすると、仕事や勉強の効率はさらに高まります。このような感じで次のように時間ごとに体の働き方が変わると考えます。

13時から17時：小腸、膀胱の解毒時間、17時から19時：腎臓の解毒時間、19時から21時：心嚢《しんのう》の解毒時間。

このあたりで夕食が済んでいて、リラックスする時間になっていたらすごくいいですね。

では、ここで注目したいのが、21時からの過ごし方です。

●21時から23時：リンパ系とホルモン系の解毒時間

この時間は、リンパ系とホルモン系の解毒時間です。リラックスし、心をゆったりとさせましょう。

理想的な過ごし方は、20時までには夕食が終わり、21時までに入浴をして、22時には布団に入っていることです。

この時間に眠りにつけることは、ホルモンバランスに有効に働きますので、子宝だけでなく美容にも最適です。

●23時から5時：胆嚢、肝臓、肺の解毒時間

胆嚢、肝臓、肺の解毒には、質のよい睡眠状態が必要です。遅くとも23時には就寝しましょう。

23時から5時までは、人体の解毒に最適な時間です。また、3時から5時は、「肺」の解毒時間です。

喘息や呼吸器が弱い人は、この早朝の時間に咳が始まります。「肺」も寝ることによって休ませることができますので、早朝に咳き込んで目が覚めてしまう方は、「肺」が弱いことを自覚して食養生と生活習慣を見直しましょう。

いかがですか？　こう考えると、21時から22時に寝ておいたほうが子宝体質により近づけると思いませんか？　働く女性にとってこの早寝は、なかなか難しいかもしれませんが、「22時に寝て6時に起きる」。これができるように、何とかして自分をコントロールしてください！

そして、もしも仕事の都合などで早寝が無理な日があっても、朝起きる時間は一定にしてください。朝は、早起きをして、カーテンを開けて朝日を浴びること、そして朝食を食べることで、体が「朝が来た！　活動だ！」と目を覚ますのです。

「生活習慣の見直し」の初めの1歩は、「早寝早起き」です。お金はまったくかかりませんよ！　実践してみてくださいね。「きょうが一番若い！」。

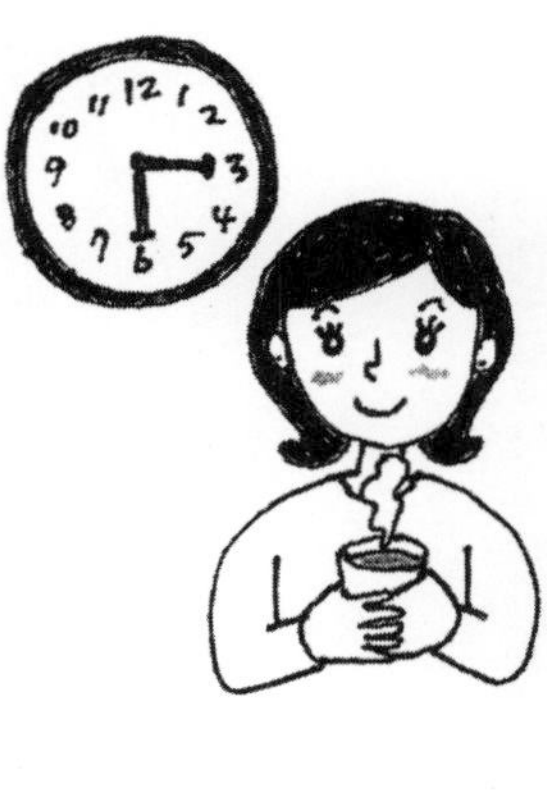

2　あなたの中にいる名医！（それはウンチ先生！）

＊便は体からのお便り

知っていましたか？　誰でも全員〝名医〟をお持ちです。私たちの名医、それは「ウンチ先生」です！

わが家では、子供たちに、赤ちゃんのときから、「便はウンチ先生」と教えています。なぜかというと、便は、私たちの体の状態を正しく教えてくれるからです。私がマクロビオティックで学んだことで好きな言葉の1つに、「便」は体からの「お便り」というのがあります。

皆さんは、自分のお便りをまじまじと観察したことはありますか？　最近は、洋式トイレがほとんどなので、自分の目と便が遠いですよね。私が小さいころは、和式トイレがほとんどでした。便との距離が近かったので、どんな便が出ていたのか今よりも観察できました。

＊腸内環境

食養生を始めるときに、あなたに最初にチェックしていただきたことは、よい便が出ているかどうかです。西洋医学は、「便が毎日出なくても定期的に出ていれば便秘ではない」と言います。しかし、食養生を始めたら、まずは「目指せ！　毎日バナナ3本分のウンチ！」です。便に関しては、スパルタです!!

「バナナ3本なんて絶対無理！」と思いましたか？　まあ、しょうがない、2本分でもよいでしょう！　しっかりと食養生をすると、バナナ3本分も夢ではありません。

私の長男はまだ5歳ですが、大抵バナナ1本半くらい出ています。太さは直径3センチくらいでしょうか。すっきり1本糞で非常に美しいです（笑）。

これは何を意味しているのか？　それは腸内環境です。よく便は食べ物のカスがすべてと勘違いしている方が多いのですが、便の内訳を見ると、約80％は水分、残りの20％の３分の１が食べ物のカス、３分の１が腸内細菌、３分の１がはがれた腸壁です。

食物繊維の多い食材と穀類やタンパク質をバランスよく食べて、腸内環境、すなわち善玉菌が優位な状態にしておくと、次のような優秀なウンチが出ます。

・バナナ２～３本分
・色は黄色から黄土色
・きつい臭いではない
・歯磨き粉位の固さ
・きばらないで、ほーっという感じでスルリと出る
・水に浮く

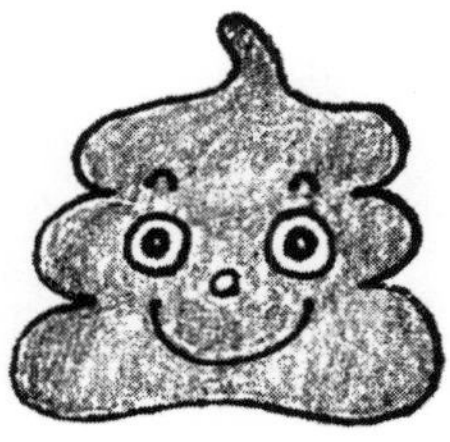

＊排便は朝、１日１回

そして1日の排便の回数ですが、ベストは朝に1回です。朝食前のお茶を飲んだ後や、朝食後に出るとよいでしょう。5時から7時は大腸の時間でしたね。夕方、夜に出るという方でも、出ないよりはましですので、まずは1日1回を目指してください。

ちなみに3回、4回というのは、緩み過ぎです。陰性の食べ物が多くて緩んでしまい、逆に留めておくことができなくなっている証拠です。お酒やジュースや果物が多くないですか？　多くても

1日に2回がいいですね。

そして、子宝体質とは逆のよくないウンチは、優秀なウンチの逆です。

・カチカチ、ぼこぼこ、コロコロうさぎの糞、または下痢

・黒っぽい茶色

・臭い

・固いのできばらないと出ない、または下痢やユルユルなので漏れそう

・水に沈む

このような方は、砂糖が好き、朝食を食べない、肉食が多い、野菜が嫌い、冷え性、油っこいものが好き、ビールや冷たい飲み物が好きで、私のカウンセリングに来る方にも多いです。

お会いして望診をしますと、大抵、便秘の方は、舌や唇に瘀血《おけつ》があります。

冷えやストレス、悪食によって血流が悪くなり血液中に汚れが溜まっている状態です。

瘀血は、頭痛、肩こり、生理痛などを招くと考えます。

美容面では、寝ても消えない目の下のクマ、シミ、そばかす、くすみなどが代表的なトラブルといえます。

そして、婦人科面では、生理痛、レバーのような塊の経血、子宮筋腫、子宮内膜症などといった病気につながると考えます。

子宝と美容の大敵！　瘀血改善の初めの1歩は、よい便を出すことです！

3　生殖器がホカホカに（子宝の腰湯は半身浴とは違います！）

＊入浴は毎日

本来、日本人は、お風呂が好きな人種です。温泉は、世界に誇れる文化の１つですし、昔は銭湯にもよく行ったものです。ここ何年かは、スーパー銭湯やテーマパークのようなスパなど、入浴は娯楽の１つでもありますね。しかし、毎日のこととなると事情は変わるようです。

子宝カウンセリングでよくクライアントから聞くのが、「仕事から帰ってきて疲れると、お風呂も入らないで、メイクも落とさずに寝てしまう」であったり、「面倒だからシャワーで終わり」という話です。そういう方に限って、「肩こりがひどいからマッサージに通っている」とか、「足の冷えが取れなくてむくみがひどい、生理痛が辛い」とか、「ぎっくり腰を繰り返す」などのお悩みがあります。

はい、答えは簡単！　まずは、毎日お風呂に浸かりましょう。冬はもちろん、真夏でも浸かりましょう。真夏は、クーラーや冷たいものの食べ過ぎ飲み過ぎで、体は意外と冷えています。入浴は、体も心もほぐしてくれます。

１日の疲れを癒し、体を温めてから布団に入ったほうが、眠りの質も高まります。入浴は、ぜひとも毎日の生活習慣として定着させてください。

＊大根干葉の腰湯

婦人科系疾患がある方や生理痛が辛い方におすすめしているのが、昔から民間療法でお馴染みの「大根干葉の腰湯」です。入浴は全身を温めます。半身浴は下半身全体ですが、腰湯は足の付け根あたりから腰までを集中的に温めます。

大根干葉とは、大根の葉を天日で乾燥させたものです。自分でもつくれますし、売っているものを買うこともできます。私は、自然食品店で購入して３日に１回くらいのペースで腰湯をしていました。

＊腰湯に準備するもの

・大根干葉　約１００g
・自然塩　１握り
・水　３ℓ
・ベビーバスやタライ

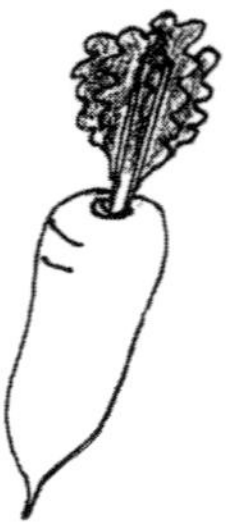

① 大根干葉をお茶パックや布のきんちゃく袋に入れて大き目の鍋で煮る。
② 自然塩を入れて強火で煎じ、沸騰したら弱火にして濃い茶色になるまで煮出す（約30分）。
③ 煮出した液をベビーバスやタライに入れて水で薄めて湯温を45度くらいにする。
④ 上半身はTシャツなどを着て、下半身は裸になり、足は外に出した状態でベビーバスやタライ

に座り腰湯をする。

⑤　お湯が冷めてきたらヤカンでお湯を足して温かさを保つ。

ねらいは、子宮卵巣のあたりにたくさん血流をもって行きたいので、足は出して腰だけ浸かるのです。

約30分間入ってください。だんだん額に汗がにじみ出てきます。私は、リビングで腰湯をしながら、テレビを見てゆったりしていました。かなりおかしな光景ですが、慣れてしまえば難しいこともないですし、何より気持ちがいいです。

そして、絶対に注意して欲しいのが、差し湯の瞬間です。しばらくするとだんだんお湯がぬるくなります。

ヤカンを近くにおいて差し湯をするのですが、私はうっかり股間に近い部分から差し湯をしてしまい、危うく大事な場所をやけどするところでした。そんなことで産婦人科のお世話にはなりたくありませんよね！（笑）

ぜひとも、差し湯の際には最善の注意を！

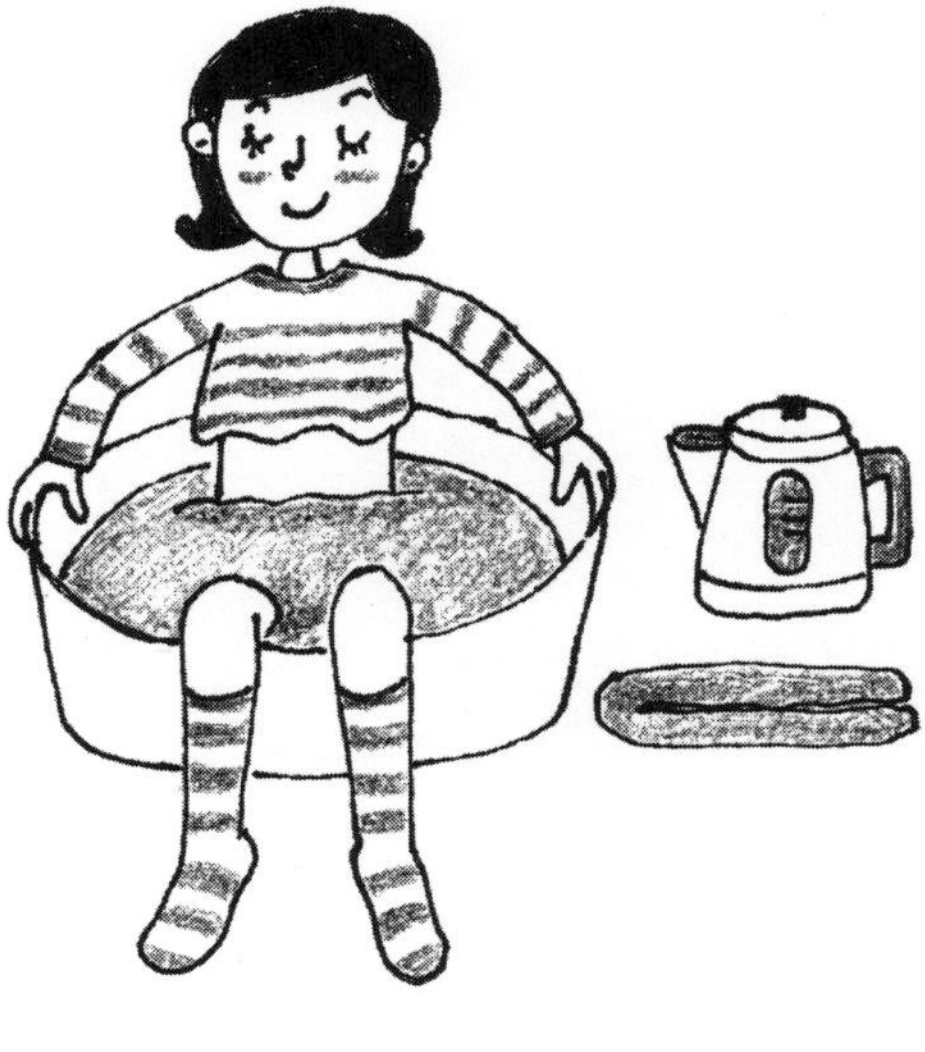

4 男性不妊の養生法（タバコは論外！ 旦那様はブーメランパンツ？）

＊不妊を疑ったらまずは男性の検査を

不妊の原因は、男女半々です。最近では、昔に比べて男性不妊の悩みを抱えている夫婦がとても増えています。精子の量が少ない、精子が動いていない、奇形の精子が多い、はたまたセックスがうまくいかないＥＤの問題も本当に頻繁に聞くお悩みです。

不妊を疑ったら、まずは「男性の検査を先にしたほうがいい」と子宝カウンセリングでお伝えしているほど、精液検査は大切だと思います。女性側だけ検査をして問題がなくても、実は男性側に問題があったら、治療方針はガラリと変更になります。時間とお金を無駄にしないためにも、ぜひとも男性には精液検査を特別な検査ととらえず、「自分の可愛い分身を見てみよう」くらいの軽い気持ちで泌尿器科や不妊治療専門クリニックに足を運んでいただきたいと思います。

そこで、もしも検査の結果が思わしくなかったら、まずは男性不妊にも強い不妊治療クリニックを選んで奥様と行ってみましょう。一般に、約１％の男性が無精子症と言われています。これを多いと取るか少ないと取るか？　無精子症とまではいかなくても、軽度の男性不妊の方は実は想像以上に存在するのです。

ですから、万が一検査に行って結果がよくなくても、それは決して珍しいことではなく、現代ではそのようなお悩みを持っている男性が多いことをお忘れなく！　精子の状態によっては、タイミングや人工授精から始める場合もありますし、最初から顕微授精になることもあります。

男性不妊にもいろいろなステージがありますので、信頼できるドクターとどんな治療法でいくかをよく話し合ってください。

そして、男性も、子宝体質を目指して食と生活習慣を見直しましょう。これは、男性不妊の問題だけではなく、一生を通して役に立つことですので、チャレンジしてみてください。

それでは、健康な精子をつくり上げるための大切なポイントをまとめてみましょう。

＊精子を守る９箇条

①　禁煙しましょう

タバコは、精子に悪影響を与えます。一見、精液検査が基準値を満たしていても、ＤＮＡの損傷など目には見えない悪影響もあると言われています。また、奥様が妊娠したとき、赤ちゃんが生まれてからも、副流煙は禁物です。家族と自分の将来のためにもきょうから禁煙しましょう。

②　深酒をしない

お酒は陰性です。まず飲み過ぎた男性は、緩み過ぎて、勃起を維持することができなくなり、ここ一番でセックスができません。マクロビオティックでは、緩み過ぎは精子の動きも緩慢になると考えます。また、毎日飲酒する男性は、時々飲酒する男性に比べて精子の奇形率が高くなるという報告もあります。

晩酌をされる方は、酒の肴《さかな》に気をつけましょう。スナック菓子などでお酒を飲んではいけません。酒の肴というくらいですから、お酒のお供には魚介類を食べましょう。イカの姿焼きや塩辛、ししゃも、牡蠣、等々、美味しいものがたくさんあります。魚介類は、お酒によって体から失われるミネラル分を補充するのにぴったりな食材なのです。これは、五行にもぴったりと当てはまっているのです。

生殖器を司るのは、「腎・膀胱」でしたね。そして、鹹味（塩味）、すなわち魚介類です。しかし、男性不妊にお悩みの方は、いったん禁酒してみるか、無理なら適量を3日に1回程度にするのがよいでしょう。休肝日は男性の妊活にも大切です。

③　油っこいものを毎日食べない

マクロビオティックでは、過剰な油は血液ドロドロの瘀血の原因になると考えます。男性も女性も、子宝体質になるには「血流命」です。生殖器の血流を守るためにも、焼肉に行ったら肉の3倍の野菜を食べましょう。食合わせについては、第5章の3を参考にしてください。

また、油は、お肉だけの話ではありません。揚げものやスナック菓子にも注意が必要です。フライドポテトなどついついたくさん食べてしまいがちですが、塵も積もれば山となるで、精子だけの問題ではなく、将来の健康維持のためにも油のコントロールは大切です。

④　ピチピチの下着をつけない

きついピチピチの下着をつけていませんか？　陰嚢《いんのう》を温め過ぎることは、精子にとってよろしくありません。陰嚢が1度上がるだけでも精子の運動率は低下すると言われています。男性は、股間部を涼しく保つことが大切です。昔の日本人は、ふんどしを締めていましたね。熱がこもらず、通気がよさそうです。精子は、72日間かけてつくられます。きょうからふんどしとまではいかなくても、トランクスに変更してはいかがでしょうか？

また、膝の上でパソコン作業をする人は、股間部に熱が溜まるので、デスクで作業をするか、本や、雑誌、かばんなどをパソコンの下に敷き、直接パソコンの熱が体に触れないようにしましょう。

さらに、長い時間、自転車に乗る人も実は注意が必要です。陰嚢は、圧迫にも弱いのです。精巣の血管が圧迫されると血流が悪くなり、元気な精子にダメージを与えてしまうのです。デスクワークの人も同様、1時間に1回は立ち上がり、体を軽く動かして血流をよくしましょう。

⑤　小まめに射精する

精液検査は、1回だけの検査結果では判断できないときもあります。体調や生活習慣の変化で変動するからです。最低でも週に1回は射精をして、新しい精子を蓄えるようにしてください。ちなみに、排卵日云々に関係なく、性生活が多いカップルのほうが妊娠しやすいと言われています。

特に気をつけたいのが、人工授精や体外受精が長引いていて、セックスをあまりしなくなっている夫婦です。ご主人は、採精する日が決まりましたら、必ずその2日前にはセックスもしくはマスターベーションをして射精をしておいてください。なぜなら、長く体内に残っていた精子は、フレッシュではないからです。男性の精子は毎日つくられます。つくっては出し、つくっては出しと、せっせと造精機能を働かせることによって、体は一生懸命に新たな精子を生産します。

精液検査でも、1回目の射精精子よりも2回目のほうが運動率がよかったなんていう話も珍しくありません。

量ももちろん大切ですが、質も大切です。常にフレッシュな精子をスタンバイさせておくために、射精を最低週に1回はしておくことが大切です。重要なのでもう1度言います！　採精が決まっている場合は、医師からの特別な指示がない限り、採精の2日前に射精してください！　例えば、10日に採卵や人工授精で精子が必要なときは、8日に1回射精して、古い精子を出してしまいます。9日は貯めておいて10日に採精すれば、フレッシュな精子が得られるのです。

⑥　精子のセルフチェックができるキットを使用してみる

どうしても精液検査に今すぐ行く勇気がない人は、スマートフォンで精子を観察できるキットが販売されているので、まずはキットで検査してみましょう。

自分で確認してから専門医に行ってみると、ワンクッションおけて気持ちに余裕ができます。

⑦　フィナステリドを主成分とする育毛剤は使用しない

男性ホルモンに影響する育毛剤は、精子の量を減らしてしまいます。これは、育毛剤の成分が男性ホルモンのテストステロンに影響するためと考えられています。簡単に説明しますと、脱毛は男性ホルモンと関係が深く、この男性ホルモンの活性を抑えてしまうのが育毛剤です。

しかし、精子形成には、男性ホルモンが重要な役割を持っています。その男性ホルモンを抑えてしまうから、精子に悪影響が出るのです。飲むタイプの育毛剤を服用している人は、１度精液検査を受けましょう。

そして髪は、「腎」が司っていて、精子も同じ「腎」の仲間です。髪は、限りある資源！　禁煙、飲み過ぎ、油、砂糖のコントロールを意識して、魚介類や海藻を食べ、「腎」を労わることで、「髪は長い友達」となるのです。

⑧　すっぽんとマムシの粉末を服用してみる

昔から、すっぽんとマムシは、滋養強壮、栄養補給、冷え性、精力増強、貧血、自律神経失調症、産後の肥立ちなど様々な不調の解消に長年人々が役立ててきました。カプセルタイプやエキスドリンクなど購入できますが、私がおすすめするのは本物のすっぽんとマムシです。

すっぽんとマムシを姿焼きにして粉砕したパウダータイプのものです。頭から尻尾まで粉々になって含まれていますから、正に一物全体なのです。

実際に精子の改善が見えた方や、女性でも子宮内膜が厚くなった方などいらっしゃいますので、サプリメントを大量に摂るよりも試してみる価値があると思います。やっぱり本物に限ります！

⑨　暴飲暴食を控える

「腹八分目に医者いらず」。お仕事の付合いで外食が多い男性は、時には飲んでいるフリ、食べているフリも大切です。「医食同源」。病は「食」から、治すのも「食」からです。まずは自分が毎日、

㊵のイラストいただいていません。支給願います

何をどのくらい食べているのか自覚することが大切です。簡単でいいので、１週間、食事内容を記録してみてください。

実は、自分の食事記録をつけることは、ダイエットにも有効です。朝ご飯を抜いていませんか？　肉ばかり食べていませんか？　飲み会の後にラーメン大盛を食べていませんか？　飲みの席ではウーロンハイと見せかけてウーロン茶を飲みましょう！　精子は72日間でつくられます。いつから体をリセットしますか？

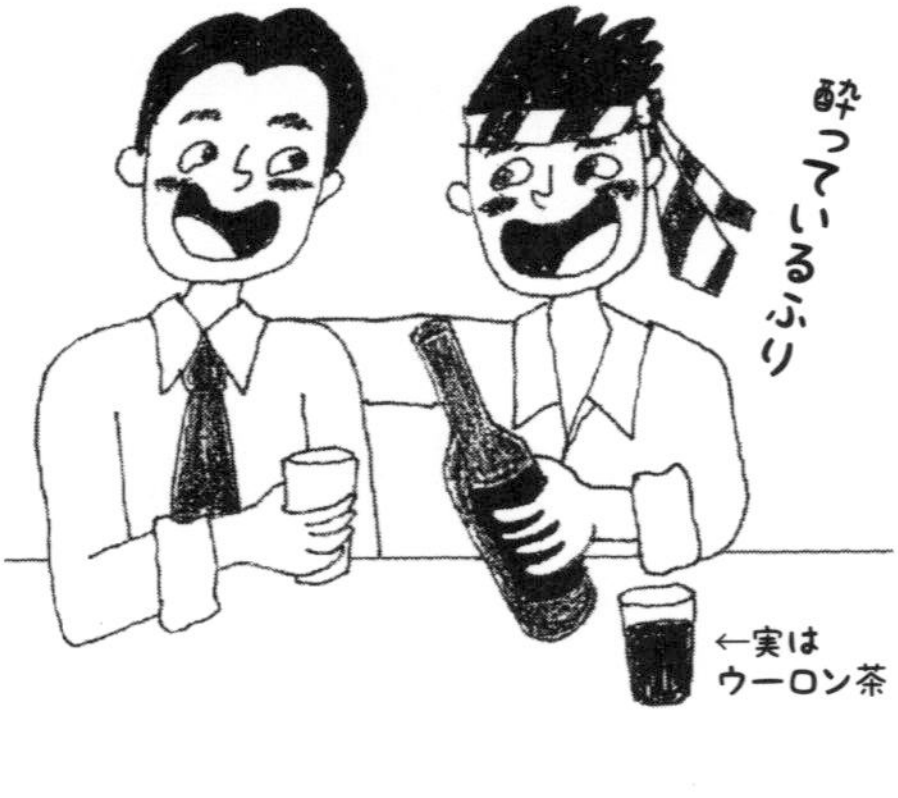

5　妊活に血流は大切！（人間は「動物」動く物）

＊妊活は血流命

この原稿を書くに当たり、ずっとパソコンの前に座っている運動不足の私が、運動について申し上げるのは心苦しいのですが、やはり運動は子宝体質とは切っても切り離せません。人間は動物です。動物は、「動く」「物」と書くわけですから、動くことが自然なのです。

運動といっても、激しい競技から、リラックスのヨガやストレッチまで種類は様々ですが、まずはご自分の趣味でスポーツをしていたらすごくいいですね。

私は、長男を授かる前は、エアロビクスに週に1回ほど通っていました。滝のように流れる汗がとても気持ちよくて、ストレス解消にはもってこいでした。また、休みのときには、夫と2人で穏やかな山登りを楽しんでいました。

「忙しくてスポーツの時間はない」という方も多いでしょう。それでしたら、全身に血液を巡らせるためにも、歩くことを意識してください。ウォーキングは、手軽に誰でもできて、妊活中にも、妊娠してからも（妊娠中は軽めで）おすすめの運動です。

ちょっと大股を意識して、手を振り15分間早歩き。ちょっと息が上がったら5分間通常のスピードで歩くなど、強弱をつけて、通勤時間などを有効に活用してください。エスカレーターやエレベーターを使わないで階段を上るのもいいですね。運動で血流アップですね！

妊活は「血流命」でしたね！

それから、子宝カウンセリングでよくあるのが、「体外受精の移植後は運動しないほうがいいですか？」という質問です。以前は、トイレと食事以外はゴロゴロして過ごすというような「移植後はお姫様生活をするように」と指導するクリニックがあったようですが、今では、「いつもどおり過ごしてください」というのが王道です。

私は、以前、ふと考えたことがあるのですが、柔道の柔ちゃんは、現役選手だったときに、「私は今、着床期だから、柔道はお休みだわ」なんてことを考えたでしょうか？ オリンピック出場レベルの選手は、程度の差こそあれ、毎日の何かしらのトレーニングは欠かさないのではないでしょうか？ これは勝手な私の想像ですので、チャンスがあれば1度本人に聞いてみたいものです。

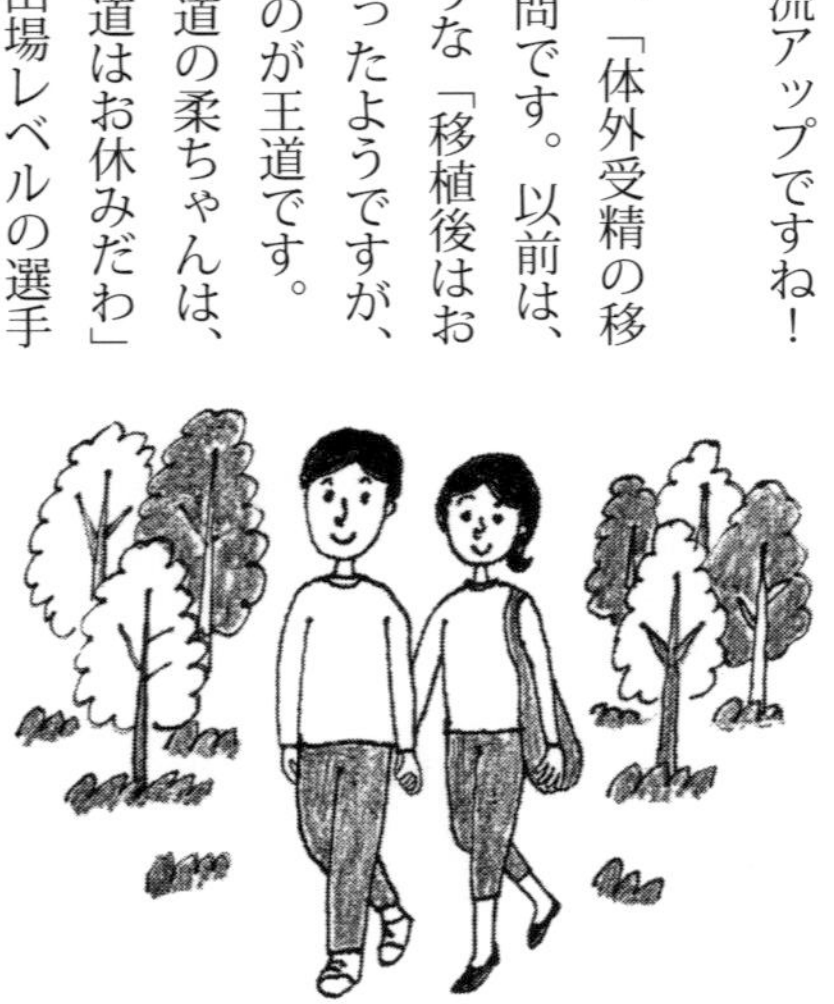

ちなみに、私の場合は、長男のときは移植の翌日から仕事でしたし、次男に至っては移植した翌日から移植したことを忘れてしまうほど嵐のような生活でした。10キロ以上ある長男を抱っこして歩いたり、自転車に乗ったりと、お姫様生活とは真逆の生活をしていました。とはいえ、陽性判定後、切迫流産や出血などで医師から安静の指示が出た場合は、必ず安静にしてください。

コラム　夫の気持ち

小山田　勝治

ここまで読んでいただきありがとうございます。ちょっと小休止で、著者の夫である、私の不妊治療時の話を1つ。

私たちは、クリニックでの不妊治療以外にも様々なことをやりました。各々の体質改善（食事等）はもとより、ご先祖様、子宝神社へのお参りもしました。その甲斐あってか、何度目かの移植で妊娠反応が出ました。しかし、「今度こそは」との思いも虚しく、稽留流産に……。

この妻の入院時に、私の左胸から背中にかけて赤いブツブツができ、痛がゆさのあまり、寝られなくなってしまいました。痛がゆさの正体は「帯状疱疹」でした。心身の疲労から発症すると言われるこの病気。仕事の後に病院までの道のりを自転車で往復1時間かけて見舞いに通ったことも原因だったのでしょうか？　妻が子宮筋腫の手術で入院したときよりも心配だったのでしょう。正に「病は気から」でした。それ以降、妻の治療を心配はすれども、粛々と平常心で協力することにしました。

そして、妊活も4年目になり、この先どうなっていくのかと思っていた矢先、妻が妊娠。この奇跡の子は、今や悪戯盛りの5歳です。

次男も生まれ、怒涛の毎日で息子たちを叱ることが多い日々ですが、わが家に生まれて来てくれたことに感謝し、もう少し優しくしてやりたいと思いつつ、ついつい叱ってしまう実年齢57歳、父親年齢5歳の私です。

コラム

実は私の過去の生活はひどかった！　そしてユニークな母に感謝

小山田　明子

私のことを若いときから食生活がしっかりした人だと勘違いする人が多いです（笑）。とんでもない！　私は、とてもジャンクな人間でした。

思い返せば、それは幼稚園の頃にさかのぼります。幼い頃の食事の記憶で鮮明なのは、白米の上にインスタントのミートボールが乗ったミートボール丼です。この絶品料理は、幼稚園のお友達にも好評でした（笑）。私は、とても食の細い子供でしたので、母は何だったら食べるのか苦戦していたようです。

高校生になると、部活やバイトや遊びで忙しく、朝食だけは自宅で食べていましたが、他は外食でした。そのときの私は、土曜日のランチに友達と行くファストフードが楽しみでした。

社会人になると生活のリズムが乱れ、弁当は揚げもの、夜は居酒屋で遅くまで過ごすという日々でした。そんな私の生活を見て、母は、「朝ごはんだけは食べなさい」とつくってくれました。その後、30歳でカナダに渡り、和食から遠ざかる日々。35歳で結婚したときは、夫のほうが料理上手でした。

しかし、そんな私でも、1つだけよい習慣がありました。それは、朝ご飯を食べる習慣です。料理が苦手な母ですが、朝食だけは食べる習慣をつけてくれたのです。ミートボール丼を筆頭に、かっぱえびせん入り弁当など、斬新なアイデアで挑む母！　しかし、その母のお陰で、私は朝食を抜くということは1度もありません。この微妙でユニークな食育こそが、今の私を育ててくれたのです！

お母さんありがとう！

第8章　妊活に振り回されない心の持ち方

ニュートラルな気持ちを保つコツ

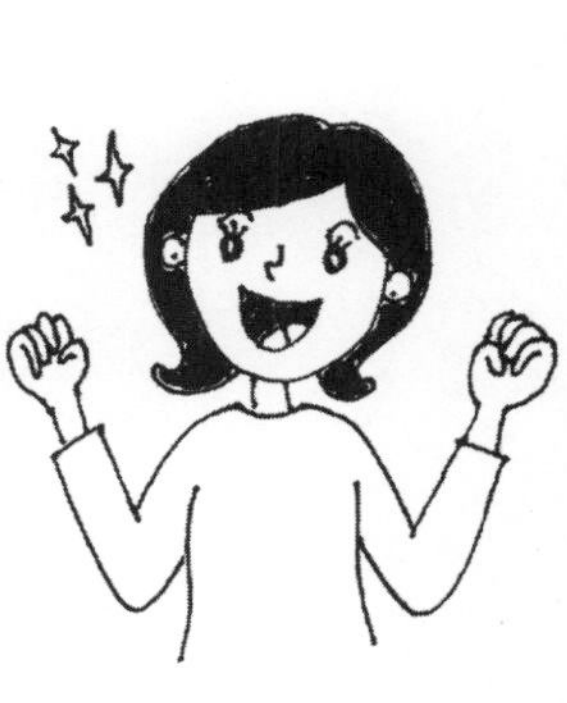

1　「食と生活習慣」を見直すことで気持ちも変わる！

＊妊活を穏やかに続けていくコツ

妊活をできるだけ穏やかに続けていくには、いくつかコツがあります。私は、5年間不妊治療を続けましたが、途中、あまりにも上手くいかないので、何度か挫折しそうになりました。妊活中は、気持ちのアップダウンはつきものです。

「もういい加減そんな気分に振り回されるのはごめんだわ！」と誰もが思いますよね。

また、友達や親戚の妊娠に気持ちが焦り、いよいよ知合いでも何でもない芸能人の妊娠ですら羨ましいと思うときがありませんか？　若い芸能人が妊娠したと聞けば、「あんなに忙しいのに、いったいいつタイミングをとっているのだろう？」と想像し、アラフォーの芸能人が妊娠したと聞けば、「さて、あの人は自然妊娠なのか？　治療していたのか？」なんて考えたり。はたまたアラフィフの芸能人が妊娠したと聞けば、「きっと卵子提供に違いない」なんて勘ぐったり。妊活中の女性は、自分以外の妊娠にも心が動いてしまうのではないでしょうか。

さらに、タイミング療法から人工授精、体外受精と、ステージごとに悩みは様々ですね。「卵胞の育ちが悪い」「薬の副作用がきつい」「排卵済みだった」「タイミングがとれなかった」「旦那が帰ってこなかった！」「陰性判定だった」「内診が雑だった」「陰性判定の日に友達から妊娠報告のメールが来た！」など、挙げたらきりがありません。

私の経験ですと、がっかりしたのは「排卵誘発→採卵→受精→受精卵が途中で弱り凍結できなかった！」ことです。この凍結できないというのが続いたときはかなりこたえました。

排卵誘発剤費、採卵費、培養費すべて水の泡です。お金に加えて、注射の手間、通院のための調整、採卵の緊張感など、自分の苦労がすべて無駄だったと感じる瞬間です。「追えば逃げる」とは言いますが、きっとそれは「妊娠への執着」のようなものなのかもしれませんね。私も、その「妊娠への執着」に取り憑《つ》かれていた1人でした。でも、ある時期からその執着から解放されたのです。

＊ニュートラルな気持ちを保つコツ

私が心折れることなく、不妊治療をずっとやってこられたのには理由があります。それは、ニュートラルな気持ちを保つコツをマスターしたのです。次にそのコツをお伝えしましょう。

①　親戚の「次は赤ちゃんね」には「それがさー」で対応

結婚した翌年に送られてきた叔父からの年賀状に、「明けましておめでとう！　早くお父さんたちに孫を見せてあげてね」と書いてあり、絶句したことがあります。結婚して1年経っても妊娠報告のない私を気にかけたのでしょうが、最初はキツイ一言に感じてしまいました。

しかし、冷静になってよくよく考えてみると、叔父に悪気はなく、単純に「結婚したら次は赤ちゃん」という思考回路で長く生きてきたのです。自分に不妊経験がなく、周りにも悩む人がいなければ、この感覚はわからないでしょう（想像力の問題もありますが）。

ですから、私は、思い切って叔父に「それがさー、不妊治療に通っているの」とサラッと告白しました。すると叔父は、「そうだったのか！」と、私が治療をしていることなど想像もしていなかった様子でした。もちろん、相手にもよりますが、子宝事情を突っ込まれたときは、穏やかにサラッと伝えるのが効果的なようです。

② 子持の友達との付合い方

「友達の妊娠が喜べない」とか、「子持の友達に会うのが辛い」など、このような気持ちはたくさんの人が経験しているはずです。ネガティブな自分に嫌悪感を抱く人がいますが、このような気持ちは自然なことであって、自分を責める必要は全くありません。

自分の素直な気持ちを否定し、モヤモヤを無理して封じ込めるほうが不健康です。相手には、「おめでとう」と伝え、自分のモヤモヤを大切にしましょう。気持ちが追いつかないときは、友達の誘いを断ってもいいのです。自分を大切にすることは、友達を大切にすることと同じです。

③ 通院を仕事のように淡々とこなす

クリニックに行くことは仕事だと、自分に言い聞かせて淡々と通います。大きい施設なら、苦手な先生に当たることもあるでしょう。そんなときでも、「ちょっと面倒なお客様」と打合せをするような気持ちで臨みます。あくまでもクールを保ちます。

④ クリニックでの待ち時間を有効に使う

3時間待ちが当たり前のクリニックもあります。その3時間を「有効に使った！」と思えると、少し気分が上がりませんか？　最近では、ネット環境が整っているクリニックも多いので、パソコンを持ち込んで仕事をする、普段読めない本を楽しむ、ひたすらウトウトするなど、自分が有意義だと思えることをして、つまらない待ち時間を有意義な時間に変化させるのです（常識の範囲内でね！）。また、最近では、待ち時間を利用して、クリニック内に併設している鍼灸を受けられる施設もあります。ちなみに私は、小さなヘアアクセサリーをテーブルの片隅でひっそりとつくり、それをネットで販売していました（笑）。

⑤　前もって判定日の後のお楽しみを1つ決めておく

判定日の後は、陽性でも陰性でも結果はどうあれ、お楽しみを実行します。例えば、予約したレストランに行く、映画を見る、温泉に行く、イベントに参加するなど、楽しいことなら何でもいいのです。できたらご主人と一緒がいいですね。２人目不妊ならお子さんを交えて楽しいことを！

ポイントは、「陽性でも陰性でも同じことをする」のです。その意味は、どんな結果でもその判定日までの道のりを労わる場を夫婦でつくって欲しいからです。お祝いでも残念会でもなく「1周期頑張ったね」。そういうシンプルな思考や物事が明日への原動力になると思います。

＊平穏な気持ちを保つのには「食」も大いに関係します

39歳でマクロビオティックに出会う前の私の生活は、暴飲暴食、好きなものをバンバン食べ、スイーツ大好きで、毎日何かしら甘いものを食べていました。食べる時間はバラバラ、シャワーだけ浴び湯船に浸からないで深夜0時を過ぎてようやく寝る……等々、他にも今思い返すと苦笑いしてしまうような生活を普通だと思って送っていました。その頃の私は、闇雲に体外受精を繰り返し、結果が伴わず泣いてばかりの日々でした。

そんな私が「妊娠への執着」から解放された時期は、マクロビオティック望診法に出会い、「食と生活習慣」を見直してから約3か月経ったあたりです。

妊娠判定が陰性でも冷静に受け止められるようになり、次の治療に向けて気持ちの切替えを無理なくできるようになりました。泣くことが少なくなっていたのです。そして、食養生を始めてから半年も経つと、「妊娠するもしないも、それがもう私の人生なのだな」と、自分はそういう星の下に生まれたのだと思えるようにまでなったのでした。諦めとも違う感情でした。これは、妊活を長くやり過ぎた妊活仙人状態だったのでしょうか？

いえいえ、私は、食養生が私の思考を変えたのだと強く実感しています。

あなたは、自分の気分のアップダウンは、周りで起きる出来事以外に何が影響すると思いますか？実は、「体の栄養状態」と「血糖値のアップダウン」が影響しています。血糖値を急上昇させる食材といったら白砂糖でしたね。第5章の「4　スイーツのコントロールは重要任務」でもお話していますが、甘いものとの付合い方は妊活だけでなく、その後の育児や日ごろの食事を考える上で大変重要なので、もう1度おさらいしましょう。

＊多くの人が白砂糖を無意識に過剰摂取している

戦後の私たちの食生活の問題点は、〝三白の害（白砂糖、白米、添加物）〟と肉の過食に尽きると語られています。大切なことなので、白砂糖についてしつこくお伝えします。

白砂糖は、主にサトウキビからつくられます。その精製過程で、本来のサトウキビに含まれていたビタミンやカルシウムなどのミネラルを失ってしまうのです。残ったものは、マクロビオティックの「一物全体」からかけ離れたカス状態で、カロリーだけあって栄養はないという代物に変化するわけです。この白砂糖が体の中で消化分解されるためには、ビタミンB1、B2、カルシウム等を必要とします。

でも、白砂糖自身は、精製されてしまっているので、何のビタミンもミネラルも持っていないのです。ですから、白砂糖を多く摂れば摂るほど、元々私たちの体に存在しているビタミンB1、B2、カルシウムが消費されて不足し、ついには臓器や骨から削り取ってくるという事態に！　ビタミンB1、B2、カルシウムの不足は、精神や神経にも悪影響を及ぼし、心の不安定につながるわけです。そして、スイーツは、満足度が高く、食べると血液中のブドウ糖、血糖値は急上昇して疲れもとれてその瞬間だけ幸せな気持ちにしてくれます。

しかし、急に血糖値が上がると、それを下げるために膵臓《すいぞう》からインスリンが一気に分泌されるため、また疲れを感じ、そのためにまた「無性に甘いものが食べたい！」とスイーツ中毒になっていくのです。これを「低血糖症候群」といいます。

脳は、ブトウ糖しかエネルギーとして使えません。低血糖は、脳の働きを低下させ、イライラやうつ症状、気持ちの不安定が起こります。体は、血糖を上げようとして、副腎から別名〝攻撃ホルモン〟といわれるアドレナリンを分泌させます。攻撃ホルモンといわれているくらいですから、〝イライラ〟や〝頭がカッカする〟という気分のアップダウンにつながるわけです。

ここで気をつけていただきたいのが、「じゃあ、マクロビオティックだからメープルシロップや蜂蜜ならいっぱい食べてもいいのか？」という問題です。メープルシロップや蜂蜜も、カロリーがありますし、甘味なので体を緩めます。摂り過ぎれば肥満につながり、結果的に甘いものがないとダメな体になってしまいます。マクロビスイーツだからといって、大量に食べないようにしましょう。

＊陰陽五行には感情も当てはまる

甘味でも精製されている白砂糖の摂り過ぎは、「脾・胃」を傷めると考えられています。そして、「脾・胃」を傷めると生殖器を司る「腎・膀胱」に悪影響が出るということでしたね。

実は、この五行は、感情にも精通しています。「脾・胃」は「憂い」(思い悩む)、「腎・膀胱」は「恐れ」の感情を操ります。砂糖が体に対して多過ぎると、精神的にも悪影響が出て、思い悩みやすくなります。そして、その悪影響が「腎」にも影響し、いろいろな物事が怖く感じるようになるのです。

このような考え方が２５００年も前から中国で始まっていたのかと思うと、古代の人々の感覚の

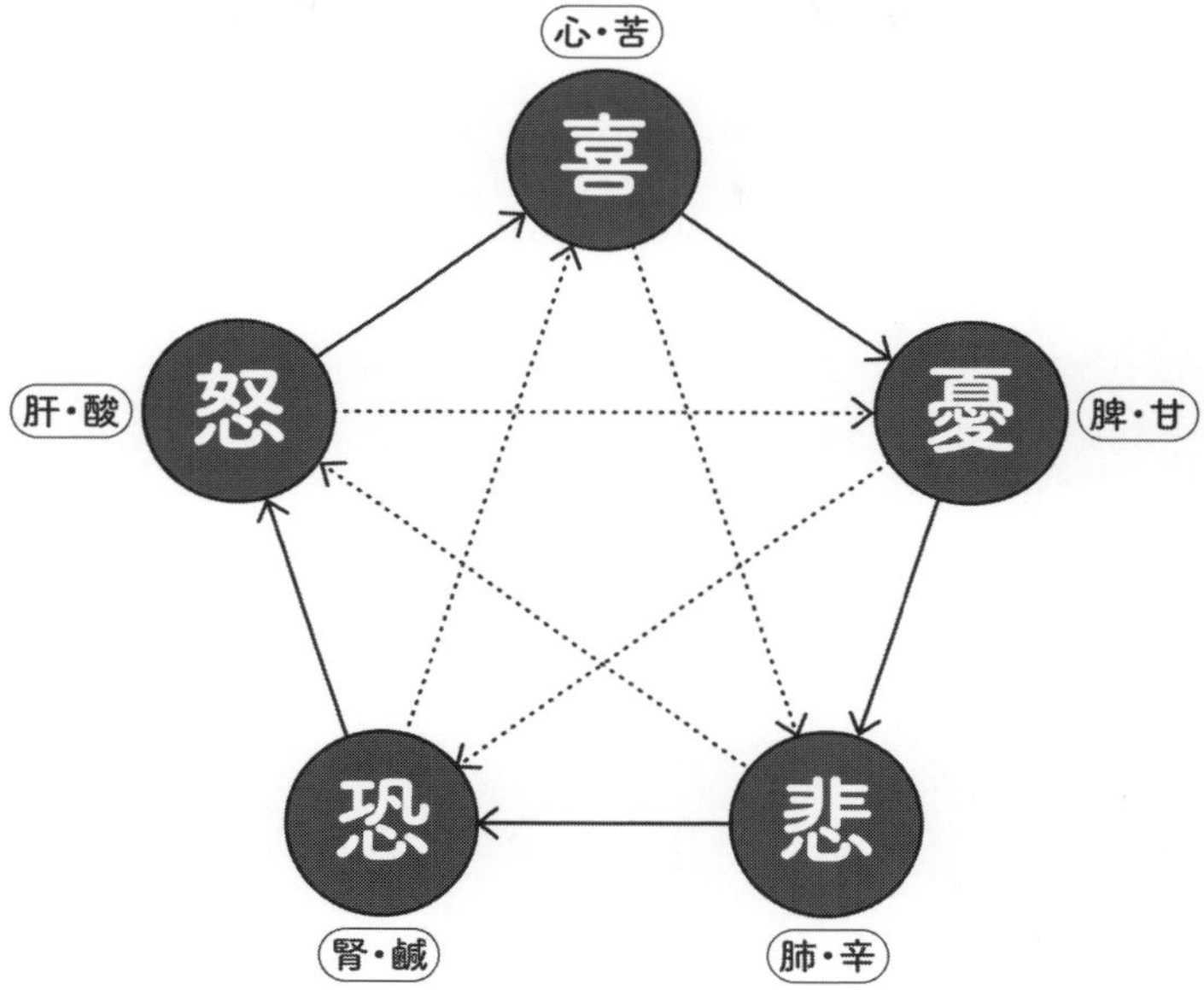

→ 相生関係…互いに協力し助け合うこと
⇢ 相克関係…ある臓器が別の臓器の働きを抑制すること

鋭さに感動を覚えます（上の「陰陽五行・気持ちの図」参照）。

＊「ニュートラルな気持ちを保つ」の基本

気持ちのアップダウンや、イライラ、精神面の不調は、不妊治療の当事者だけでなく、仕事場や家庭、親子関係など様々な場面で起こり得る問題です。リラックス方法は世の中にはたくさんありますし、中には医師の力が必要なときもあるでしょう。しかし、どんな種類の治療でも、並行して「食と生活習慣の見直し」をすることによって、気持ちの不安定さも半減されるのではないでしょうか。食養生を始めたら、「落ち込まなくなった」「前向きに考えられるようになった」「夫にあたらなくなった」「頭が冴えて判断力が鋭くなった」という声をよくいただきます。

ちなみに、「糖質制限」が流行っていますが、勘違いしないでくださいね。子宝体質になるためには、お米はしっかり食べて、スイーツの糖質を減らすのですよ。時々、スイーツを食べたいから、カロリーを考えてお米を減らすという方がいますが、それでは本末転倒です！　大切な「気」が養えなくなり、元気、やる気がそぎ落とされてしまいます。米が異なるで「糞」です。お米をしっかり食べて、よい便を出し、「気」を充満させておきましょう！　それが「ニュートラルな気持ちを保つ」基本です。

2　妊活のベースは夫婦関係　（トラブルが起きても最善を尽くす！）

＊タイミング療法にも副作用？

不妊治療を始めるとたくさんのカップルがぶち当たる悩みの1つに、「セックスが義務のように感じる」というのがあります。

タイミング療法を始めると、医師から「この日に夫婦生活をしてくださいね」と、セックスをする日を指定されます。もちろん、指定日の他にも日常的にセックスをしているカップルでしたら問題ありません。しかし、そうでないカップルは、指定日が決まったその途端に何だかその日狙いでセックスしなくてはいけないから、排卵期以外のコミュニケーションのためのセックスがおろそかになってしまうのではないでしょうか。

往々にして、そのような夫婦は、元々、あまりお互いに性欲も強くなく、セックスをしなければしないで過ごせるカップルなのだと思います。それが急に日にち指定をされるものですから、義務感が増すのですよね。私たち夫婦もそうでした。しかし、私たちは、それをできるだけ義務と感じないように、お互い口では言わなかったですが努力していたように思えます。

＊男性にもタイムリミットがある

まず最初に、夫は、男性にもタイムリミットがあるということを肌で感じていたと思います。夫は、私より11歳年上です。不妊治療を始めたとき、夫は47歳でした。さすがに男性もこのくらいの年になると、自分もいつまでも若くはないと思うのでしょうか。できるだけ早く父親にならないと今後大変だと理解できているのでしょうね。ありがたいことに、夫はとても不妊治療に協力的でした。

タイミング指導を受けていたとき、私は医師の指定するタイミングの日を「指定されている」という感覚でとらえず、「医師が私たち夫婦にセックスを楽しむ日を与えている」という感覚でとらえるようにしました。夫も私が「明日だってよ」と伝えると、「ふーん、わかった」というふうにサラッと受けてくれていました。そして、今でも語り継がれる伝説を夫はつくってくれましたので、ご紹介いたします。

ギックリ腰はタイミング法の敵

＊えっ庭仕事で!?

私たちは、体外受精のお休み周期にタイミングをみてもらい、人工授精をしていました。ある日、私1人で人工授精の日にちを決めるための卵胞チェックに行きました。すると、予想に反して排卵済みだったのです。

私は、少し残念に思えたのですが、医師からは排卵して間もないから帰宅したらすぐにタイミングをとるように言われました。クリニックを出てすぐに夫に電話しました。「今、排卵済みだったから、先生が帰ったらすぐにタイミングだって！　どうかな?」と聞くと、「あー、今ね、庭で草むしりしていたらギックリ腰になっちゃった！」と申し訳なさそうに夫が答えました。

これでしばらくタイミングは無理ということになったわけですが、私は噂で聞いたことのある「シリンジ法」という言葉を思い出しました。シリンジ法とは、夫の精液を針のついていない注射器（シリンジ）にいれて、そのシリンジを膣に挿入し精液を注入するという方法です。

今でこそ、「シリンジ法」という単語で調べると、産婦人科医が「自己人工授精と呼んでいます」なんて書いていて、〝シリンジ法〟も市民権を得ていますが、2010年あたりではインターネットの噂程度にしか出てこなかった単語です。

しかし、私は当時、不妊治療に一生懸命すぎましたので、夫のギックリ腰ごときに今周期の卵子を無駄にするわけにはいかなかったのです（夫よ、すいませんでした）。

都心部の大手文房具店に駆け込み、シリンジを購入し帰宅しました。

＊どんな状態でもベストを尽くす

帰宅すると、布団に横たわっている夫が、申し訳なさそうにしています。私は、そんな夫に酷かと思いましたが、買ってきたシリンジを見せ、シリンジ法の話をすると、夫も初めて聞いた手法にやや顔が引きつっていました。しかし、私の熱意に負け、頑張ってみるということで、私は夫に紙コップを渡し、寝室を1人出たのでした……。

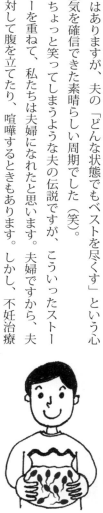

夫の努力の甲斐もなく、あっさりと生理はやってきました。残念ではありますが、夫の「どんな状態でもベストを尽くす」という心意気を確信できた素晴らしい周期でした（笑）。

ちょっと笑ってしまうような夫の伝説ですが、こういったストーリーを重ねて、私たちは夫婦になれたと思います。夫婦ですから、夫に対して腹を立てたり、喧嘩するときもあります。しかし、不妊治療

のときの夫のこうした素晴らしい努力を思い出すと、何だか大抵の小さなことは許せてしまうのです。
不妊治療をしていた期間は、確かに「暗くて長いトンネル」でしたが、所々に切り取ってみると愛おしいワンシーンがあったことも事実です。

3　夫が不妊治療に協力的でないときにはどうする？（男性のほうが実は繊細!?）

＊いつまで続くんだろうね

私の夫は、基本的に不妊治療にとても協力的でした。検査に行くことを拒否したこともないですし、採精ではベストを尽くす努力をしてくれました。しかし、夫も、なかなか妊娠しないで泣いてばかりいる私を見るのも、湯水のように流れ出るお金を見るのも辛く心配だったようです。時々、消極的な意見を言われることもありました。ですから、世の夫たちが怖気づいてしまう時期があるのはよくわかります。

例えば、よく聞く話として、

・普段残業なんて滅多にしないのに、「きょうがタイミング」と伝えると、必ず残業してきて帰宅が遅い。結果、「疲れた」と言われタイミングに至らない

・夫のために牡蠣や山芋など精力満点メニューで夕飯をつくったらドン引きされた

・「俺は種馬じゃない」と言われた

など、あげたらきりがありません。

私も、夫がぽつりと「いつまで続くんだろうね」と言ったのを聞いたときに、「私がもっと夫の気持ちを大切にしてあげなきゃいけない」と気づかされました。

さあどうでしょうか？　不妊治療となると、女性側はどうしても治療のメインとなり、通院回数も女性のほうが多くなるので、「もう、私のほうが大変なんだからね！」というような言葉や態度に出てしまうことはないでしょうか？　私は、多々ありました。しかし、思い出してください。男性って意外と女性よりも繊細な部分がありませんか？

昔、こんなお話を聞いたことがあります。「神様が人を創ったときに、男性は女性よりも精神的にも肉体的にも弱いので腕力を与え、女性は精神的にも肉体的にも強いので女性から腕力を取り上げた」と。私は、この話にすごく共感しました。赤ちゃんの頃から、男の子は病気をしやすいといわれ、中年になると圧倒的におばさんのほうが図々しくなり、妻に先立たれた夫は元気がなくなり、夫が死んだあと妻は元気になるなんて話もチラホラ。生物学的にも、女性のほうが長生きですね。そう、通常は、男性のほうが実はデリケートなのです。そのデリケートな部分を死守するために男性は必死です。

＊私はあなたの子が欲しい

ですから、実はタイミング療法のときは、結構気をつけなくてはいけないのです。タイミング療法は、一見何も副作用がないように見えますが、実は副作用はあるのです。「精神的なプレッシャー」です。人工授精は、マスターベーションで射精するので、ある意味セックスをしないと成立しないタイミング療法よりも気楽かもしれません。そして、タイミング療法でも、体外受精でも、どの段階でも男性に抱かせてはいけない感情があります。それは、「俺は種馬か?」というものです。

そのようなネガティブな感情を消し去ってくれるのが、「私はあなたの子が欲しい」というストレートで愛のある言葉ではないでしょうか。卵子提供、精子提供というステージになると、表現もまた変わると思いますが、どちらも共通することは「愛するあなたと一緒に育児をして、家族として人生を共にしたいのだ」という、一番根底にある、あなたの気持ちを伝えることです。

普段は、照れくさくて言えないかもしれませんが、不妊治療で夫婦関係の雲行きが怪しくなったときは、1度自分の気持ちを掘り下げて考え、夫に伝えてみてはいかがでしょうか?

4　妊娠に100%保証はない!（できることをやり切る!　後悔先に立たず）

＊母の体験

妊娠・出産はどんなに努力しても、残念ながら100%保証されるものではないのが現実です。勉強や仕事は、努力すると100%は叶わないかもしれませんが、その努力に伴った何かが付随してきたりしませんか。私は、勉強も仕事も、自分の好きな方向に進むことができました。決して器用な人間ではないので、人の2倍努力しないといけないタイプなのですが、好きなことに対する努力は苦痛ではありませんでした。ですから、「努力すれば何事も叶う」と思っていた私が、本当の挫折を味わったのが妊娠でした。35歳から39歳までの私は、悶々とした日々を送っていました。

ある日、私は、母に不妊治療がうまくいかなくて悩んでいることを話しました。ここで私の母のお話をさせてください。

実は、私の母は、妊娠での悲しい経験をしています。母は30代で4回妊娠していますが、私はひとりっ子です。母は、父と結婚し、すぐに私を妊娠し、31歳で出産しました。今考えると母はとても妊娠力があった女性だと思います。私を出産してから3か月程度でまた妊娠したのです。しかし、私を出産したときに血圧が上がってしまいました。医師は、「若いし、まだチャンスはあるから、血圧が調整できるようになってからにしましょう。今回は諦めてください」と中絶をすすめたそうです。

もしかしたら他に手立てがあったのかもしれませんが、「母体を大切にする」ということと「お医者さんの言うことは絶対」というような、セカンドオピニオンという言葉などない時代でしたので、父と母はお腹の子を中絶することにしました。その翌年、母はまた妊娠しました。しかし、喜びも束の間、出血が始まり、初期流産となってしまいました。また、その翌年、母は妊娠したのですが、2度目の流産となってしまい、その後、母が再び妊娠することはありませんでした。

私の母は、大変オープンな性格で、この悲しいストーリーを私が思春期の頃から時々聞かせてくれました。母がいつもこの話の最後にいう言葉は、「妊娠したら産みなさい」だったのですが、私は一向に妊娠しなかったのです。しかし、今考えると、母は日常生活の中で学校では教えてくれない素晴らしい性教育を実体験を通して伝えてくれました。

＊不妊の悩みを相談したときの母

初めて母に不妊の悩みを相談したときは「私は簡単に妊娠していたのに、どうしてかしらね？」と不思議そうではありましたが、辛い経験をしている母が言うからこそ説得力のある言葉をくれました。「あっこ、必ず産めなくなるときが女の人には来るの。だから、あのときああすればよかった、こうすればよかったと後悔のないように、今できることは体外受精でも何でもドンドンやりなさい。お金が足りなかったら少し出すわよ！」と明るく私の背中を押してくれたのです。

＊産んだ、産まなかった、納得した、納得していない

あるとき、私は、88歳の素敵な女性とお話する機会がありました。素晴らしいキャリアをお持ちで、誰もが憧れるような人生を駆け抜け、今は穏やかな毎日を過ごされています。その方が、お話の最後に、「でもね、私は子供を産まなかったから……」とポツリとつぶやいたのです。

その表情と言い方から、その88歳の女性は、子供を産まなかったことに納得できていないような、後悔や、悲しみがあることを私は感じました。それについてはお話されたくない様子でしたので、私もそれ以上は触れませんでしたが、やはり何歳になっても女性は「産んだ、産まなかった」というテーマを背負わずにはいられないのでしょうか。

＊子供を産まない人生を選んだ人のお話

私は、これまでに子宝を望んではいたけれども、叶わず、子供を産まない人生を選んだ人のお話をたくさん聞かせていただいています。その中でも気持ちの整理が上手く進み、軽い心持ちで閉経期を迎えられた方には共通点があります。それは、「自分たちがやれることは、とことんやった。それでもダメだったのだから、もう潔く諦めて次の人生に進む！」というようなストーリーです。

逆に、あまり穏やかでない心持ちで閉経期を迎えられた方からよく聞くセリフは、「夫は仕事ばかりで私とセックスをしなかった」、「夫が不妊治療に非協力的だった」、「自分たちの両親から体外受精を反対されていた」など、不完全燃焼のまま妊活を終えられた方が多いように思えます。

難しいもので、妊活は一生懸命になりすぎても、視野が狭くなります。間違えて変な方向に走ってしまうと、自分を余計に追い詰め、苦しめてしまうことになりかねません。しかし、ただ楽に流されるままにダラダラと治療を続けても、お金と時間の無駄になります。ハッと気がついたら、妊娠しにくい年齢になっていたなんて話も珍しくはありません。

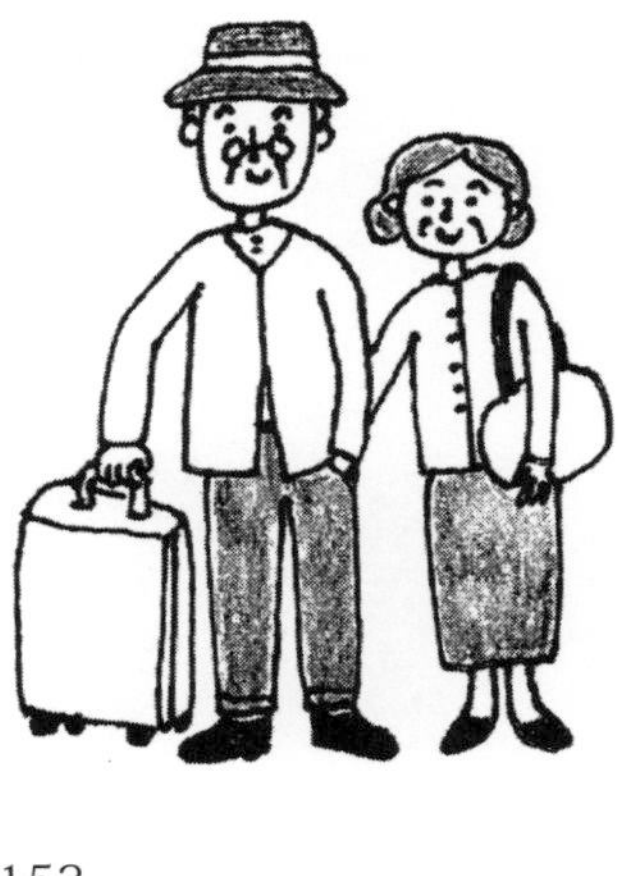

＊スッキリした気持ちで閉経期を迎えて欲しい

やはり、メリハリが大切なのです。「締めるときは締める、緩めるときは緩める」です。そして、今できることは、きょうからやってみましょう。「きょうが一番若い！」、そして「継続は力なり！」です。

「産んだか、産まなかったか」。結果はどうであれ、後々必ずやってくる閉経期に、私たちはどんなことを思うのでしょうか。「スッキリした気持ちで閉経期を迎えて欲しいな」と考えながら、私は「食と生活習慣の見直し」のお手伝いをしています。

5　妊娠占いやスピリチュアルなものについて（上手く付き合えばプラスにも）

＊苦しいときの神頼み

女性は、「占いが好き」という方が多いですね。世の中にはいろいろな占いやスピリチュアルなものがありますが、実際に妊娠占いや子宝占いというものも存在します。実は、私も、不妊治療が八方塞がりで心底悩んでいたときに、2～3回ほど占いに行ったことがあります。そして、京都に旅行に行ったときに、子宝で有名な神社を訪れ祈禱してもらったこともあります。

占い師さんから、「○○神社に行ってそこの水をいただいて飲みなさい」と言われて行ったこともあります。また、香港の占い師さんには、「あなたは50歳まで子供が産めて5人は授かれるでしょう」と究極なことを言われ、もう笑わずにはいられなかったという経験もあります。

今でこそ笑って話せますが、当時の私は、真剣に「大丈夫ですよ。すぐにあなたは妊娠しますよ」と誰かに言って欲しかったのでしょうね。別に何の根拠もいらなかったのです。典型的な「苦しいときの神頼み」でした。私は、占いとは、人に勇気や安心を与え、悩みをどうやって解決していくかのヒントを得るものであって、人を脅かしたり、不安にさせるものであってはいけないと思います。

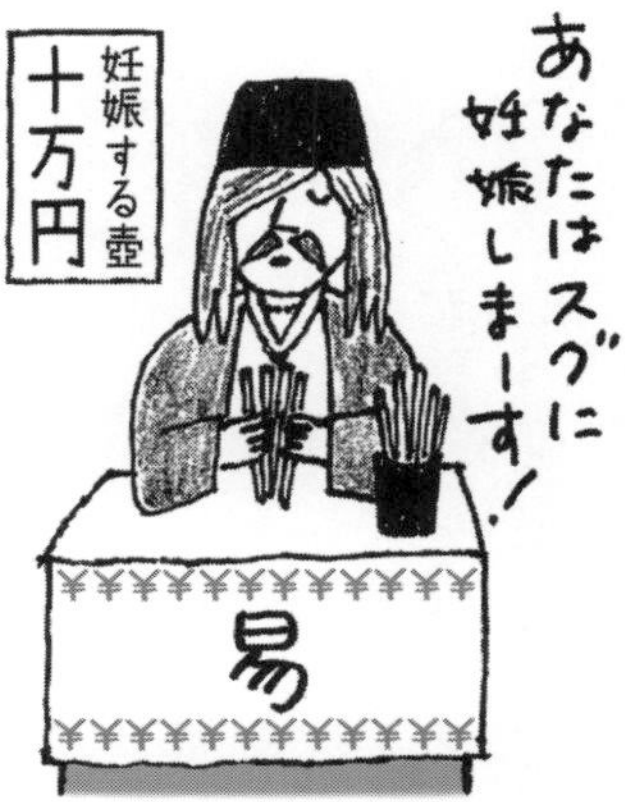
あなたはスグに妊娠しまーす！
妊娠する壺
十万円
易

さて、50歳までに5人授かると言われた私ですが、そういった占いの数々の後に、すぐに妊娠したでしょうか？　残念ながら妊娠していません。しかし、前向きに考えますと、実際は妊娠していないのですが、妊娠に向けての行動力を占いは私に与えてくれたと思います。

いい例え話があります。「あなたは2年後に結婚するでしょう」とある女性が占い師に言われると、その女性はそれをなぜか実現させるような行動に出るという話です。それまで自分自身に無頓着だった女性が、「私は2年後に結婚できる！」と気分が明るくなり、オシャレをし、習い事をスタートして自分磨きを始め、その素敵に変身した女性だからこそ素敵な男性に出会い、2年後に本当に結婚します。すると面白いことに、「あの占い師さんは当たるわ！」となるわけです。

＊食と生活習慣を見直して体づくり

私の場合は、マクロビオティック望診法に出会い、師匠の山村先生に「真剣に食養生をすれば授かるよ」と励まされ、食養生を始めました。そのときに、「そういえば、何年か前に占い師さんにも5人授かる体とまで言われたし、ここはひとつ頑張るか！」と占い師さんの言葉を思い出しつつ、「食と生活習慣の見直し」に真剣に取り組み、不妊治療クリニックへの通院も淡々とこなしました。

ここで私がお伝えしたいことは、まず前提として、「あなたは子宝に恵まれません」などと否定的なことを言われたら、それはすぐに忘れてください。そして、たとえ「来年授かりますよ」なんて言われたとしても、今の不摂生な生活をダラダラ続けて来年を待つのではなく、「食と生活習慣の見直し」をして、体づくりをしながら来年に備えるのです。不妊治療をしている人は、希望を持って通院するのです。すると、来年までの養生生活が楽しい時間になりませんか？　上手くいけば、来年を待たずに子宝が先に来てくれる可能性だってあるわけです。

「妊娠占いを心の支えにするのはよし。でも、それだけで終わってはいけない」ということなのです。

そして、占いは〝当たるも八卦当たらぬも八卦〟だということを絶対に忘れないでくださいね。「また100％妊娠する占い！」とか、「絶対に妊娠するお守り」といった類にはくれぐれも気をつけてください。この世に100％の妊娠保証など存在しません。人の弱みに付け込む妊活詐欺には、くれぐれもひっかからないように気をつけましょう！

コラム

不妊カウンセラーになろうと思った理由の1つは流産の経験

小山田　明子

妊娠をすれば、必ず流産のリスクは背中合わせです。私は、正常ではない妊娠ホルモンの上昇具合と子宮内に胎嚢が発見できなかったいきさつから、子宮外妊娠の可能性ありと告げられ、一瞬頭が真っ白になりました。天国から地獄とは正にこのことで、まるで悪夢を見ているようでした。

正常な妊娠ではないことがわかってからは、約3週間、不妊治療クリニックと、小松先生のいる大学病院を行ったり来たり。最終的には、子宮内に胎嚢が現れて、繋留流産が確定したのですが、陽性反応で喜んだ後に、子宮外妊娠の可能性を告げられ、大きなショックを受け、卵管摘出かと思うと恐怖感で押しつぶされそうになり、その3週間は嵐のような気持ちの変化に頭がおかしくなりそうでした。

ですから、正直なところ、繋留流産が確定したときは、悲しさの中にも少しホッとしたところもありました。人間は、どっちかわからない、謎、不明ということが恐怖につながるのではないかと思います。

流産を悲しむ私に、小松先生はとても配慮したソウハ手術の説明をしてくれました。「小山田さんの受ける手術は、これからまた生理を起こさせるための手術だよ」と、赤ちゃんがまた来てくれるように、未来のために受ける手術なのだと表現してくれたのでした。

私は、心が救われました。「小山田さん、ソウハ手術は子宮の内容物を除去する手術です」と言われても、悲しい気持ちは救われず、「そうか、ソウハ手術だな」と手術の内容を理解するだけでしょう。医師のほんの少しの一言で患者は余計に落ち込んだり、逆にどん底から這い上がったりできるのですね。言葉の大切さが身に沁みます。

大学病院での手術前検査で、肺のレントゲンを撮りました。レントゲン技師が私のお腹にX線の影響が出ないようにカバーをつけてくれようとしたので、「あの私は……」と言いかけると「小松先生からカバーをつけるようにカルテに指示がありますので」と言って丁寧にカバーをつけてくれました。

もしかしたら、病院では、流産の手術を控えた患者でもお腹にカバーをつけることは常識なのかもしれませんが、私自身は妊婦であって妊婦でないようなそんな気持ちのなか、心拍も赤ちゃんも何も見えない空の丸い胎嚢を大切にしてくれたような気がして、私はレントゲン室でほっこりした気持ちになりました。

手術の翌日からは、前を向けるようになりました。それは、いつも支えてくれた夫と、退院前の小松先生の言葉があったからです。「今回は辛かったと思うけど、諦めないでね。諦めたらそこで終わっちゃうかもしれないけど、諦めなかったらまた妊娠するかもしれないからさ」。それは医師の言葉というより、人の言葉という気がしました。

あのときの嵐のような気持ちの変化は、一生忘れない出来事です。しかし、あの経験が私を育ててくれ、不妊カウンセラーになろうと決心したきっかけの1つでもあります。「どんな経験も無駄にはならない」。ありきたりの言葉かもしれません。しかし、流産は悲しい経験でしたが、私の人生において愛おしいワンシーンとなりました。それは、夫の献身的な支えや小松先生の温かい言葉が、悲しい現実に魔法をかけてくれたからかもしれません。

それが今でもありがたいです。

第9章　子宝カウンセリングと食事相談事例

参考になるリアルな妊活ストーリーをシェア

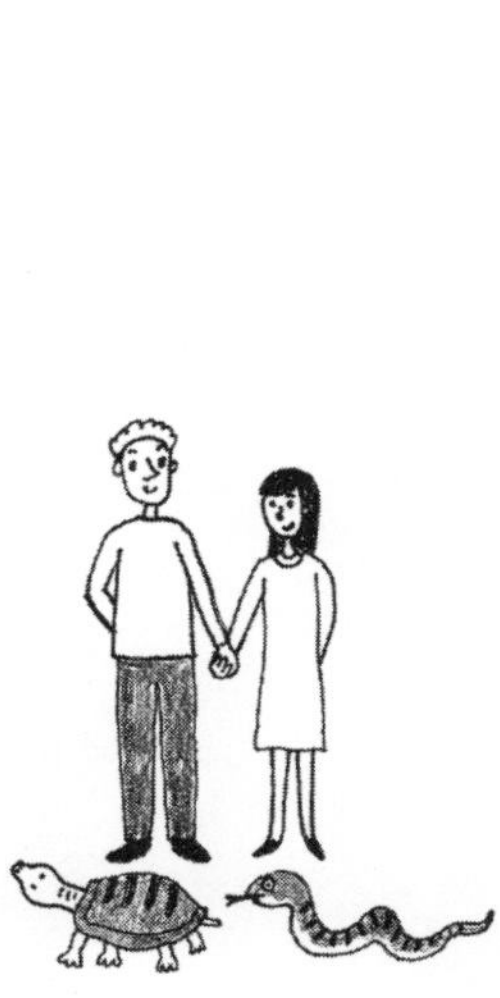

1　食生活を見直して3か月で妊娠したMさん

＊若いから大丈夫と言われるのが辛い

Mさんは、20代後半と、私のところにいらっしゃる方にしては珍しく若い方でした。10代の頃から生理不順があり、有名な漢方薬局に通って2年、不妊治療を始めてから1年半で私の子宝カウンセリングにいらっしゃいました。落ち着いた雰囲気の上品で可愛らしい方でした。

そんなMさんがおっしゃっていたとても印象的な言葉があります。「お医者さんたちは、若いから大丈夫、いつか妊娠するよ！　と簡単に言うのですが、上手くいかないから専門医に通っているわけです。若いから大丈夫だと言われるのが辛いです」と……。

毎月、高価な漢方薬を服用し、不妊治療クリニックに排卵誘発の注射に通っても妊娠に至らなかったMさん。上手くいっていないのに、若いという理由だけで、「大丈夫だ」と言われてもしっくりくるわけがありませんよね。

＊漢方薬のお陰で体重40キロ以上に

Mさんに今までの漢方薬のことや治療歴をまとめて見せてもらいました。

2年前のMさんは、体重が40キロを切っていて、無月経が続き、産婦人科でピルと漢方薬を処方されています。貧血が続き、ピルを飲まないと生理が来ないあたりから察するに、産婦人科で処方された漢方薬だけでは体質改善されていなかったようです。

そこで、Ｍさんは、有名な子宝漢方薬局を訪れます。健康保険は適用しませんので、月に数万円する煎じるタイプの漢方薬を毎日服用していました。すると、その漢方薬のお陰か、体重が少しずつ増え40キロ以上になり、３か月過ぎたあたりからピルを使わずに自力で生理が来るようになりました。

私のカウンセリングでもお伝えしていますが、やはり体質改善をするときは、本気で取り組むと３か月あたりから変化が現れます。Ｍさんは、煎じるタイプの漢方薬を服用し始めて3か月で自然に生理が起きていますね。体の細胞は、３か月で入替りや変化が起きるといわれています。しっかり最短３か月で変化が起きたことは、「若さの印」といってもよいのではないでしょうか。

＊不妊治療の開始

体重が40キロ台になり、ピルを飲まなくても生理が来るようになったＭさんは、不妊治療を開始しました。検査結果では、高プロラクチン血症と多嚢胞性卵巣症候群の可能性を指摘されました。

多嚢胞性卵巣症候群とは、通常1回の月経周期に1個の卵胞が成長し排卵しますが、多嚢胞性卵巣症候群の場合には小さな卵胞が卵巣の中にたくさんあり、メインとなる卵胞が成長しないため、無排卵や月経周期の異常が起こるというもので、実は現代女性には珍しくない病気です。しかし、幸いなことに、Mさんの卵管は通過していて、ご主人の精子も正常でした。ここからMさんの不妊治療が始まりました。

排卵誘発剤の注射を打ち、複数卵胞を育て、排卵させるためにHCG（卵胞を成熟させ排卵を促すためのホルモン）を注射して、タイミングをとるという治療でした。上手くタイミングまでいける月もあれば、卵胞が育ちすぎて強制的にピルでリセットする周期なども重なりました。そんな1年半の治療を終えて、私のカウンセリングにいらしたときのMさんの心は限界ギリギリでした。

＊3つの苦痛

Mさんは、涙ぐみながらこう言いました。「妊娠した同僚の話や、親戚の妊娠報告がとても辛いです。素直に喜べない自分が悲しいし、他人の妊娠がプレッシャーに感じます」と。痛いほどよくわかります。私も、ずっとその渦でもがいていましたからね。

不妊治療には、次の3つの代表的な苦痛が伴います。

・肉体的苦痛…検査、治療、注射の痛み。薬の副作用など。
・金銭的苦痛…注射代金や、体外受精など湯水のごとくお金が出ていく。
・精神的苦痛…先のわからない治療、妊娠しない焦り、流産、他人の妊娠が羨ましいなど、とても深くて悩みは様々。

Mさんのお話を伺い、もしかしたらもう思い切って体外受精に進んでもよいのではないかと感じました。同じことを1年半繰り返し、結果が出ていない。しかし、途中に1回だけ化学流産がありましたので、精子と卵子は出会えているのです。ならば人工授精にお金と時間を使うよりも、他にも隠れている不妊の原因が浮き彫りになる体外受精に踏み切ってもよいのではないかと、Mさんと話し合いました。しかし、体外受精に踏み切るにしても、3か月間はしっかり「食と生活習慣の見直し」をして体質改善をしてから挑戦したほうがよいこともお伝えしました。

＊パンの朝食が多かったMさんを望診すると……

Mさんの普段の食事の傾向と望診の結果からは、乳製品が多過ぎること、子宝に大切な「腎」の冷えが目立ちました。また、甘いものの負担が胃に現れている様子がうかがえました。

この日から、Mさんにやって欲しいこととして次の5点をお伝えしました。

①　朝ご飯を和食に変える。
②　毎日のヨーグルトは嗜好品として4日に1回にする。
③　抹茶ラテは週に1回程度、ヨーグルトとかぶらないようにする。
④　刺身は控えめにする。
⑤　チョコレートはどうしても食べたければオーガニックの高品質なものを3日に1回1粒程度に。

まず注目すべきは、Mさんの朝ごはんでした。普段は何と旦那様お手製のパンが主食でした。そこに温野菜やヨーグルトといったメニューでしたが、この朝ごはんの習慣を和食に変更しました。

普段から吐き気や胃もたれ、胃腸の張りといった症状があったので、Mさんの胃のことを考えると、ここは玄米ではなくて白米が妥当です。そして野菜たっぷりの味噌汁に納豆や煮物、ぬか漬けなどシンプルな和食を心がけてもらいました。

その理由は、やはり元気や気力が欲しいときはパンより米なんです。皆さんにもぜひ実験していただきたいのですが、ご飯を3食しっかり食べたときの便と、パン、小麦製品をメインで食べたときの便を比較して欲しいのです。

スッキリ綺麗な1本糞がごはんの日のはずです。パンがメインの翌日は、固かったり、べったりした切れの悪い便になるはずです。拭いたときに紙に便がつくかつかないかでわかります。

そして、Mさんには、日本の天才発酵食品（味噌や納豆、ぬか漬け）を摂ることで、日本人に合った腸内細菌の育成をして欲しかったのです。しかし、旦那様の楽しみを取ってはいけませんから、お手製のパンは4日に1回のお楽しみにしました。

ヨーグルトや抹茶ラテも、毎朝ではなく、嗜好品として回数をぐっと減らしました。望診法では、目や舌や肌、爪、手足の状態、ホクロやいぼの位置や色を見て、どんな食材が多過ぎてその人の体の負担になっているのか、またどんな食材が足りないのかを読み解きます。

Mさんは、目に乳製品過多のサインがはっきりと出ていました。望診法では、白目が青みがかって見える人は、自分の体の許容範囲に対して乳製品が多過ぎると考えます。

そして、白目が赤く毛細血管がたくさん見える人は、お酒や甘いもの（陰性食）の摂り過ぎと考えます。

＊食材は丸ごと食べる

お刺身は、毎日ではないのですが、お好きなようでしたので、たまにということにしました。生のお魚は、食べ過ぎると冷えると言われています。マクロビオティックの考え方の1つに「一物全体」という考え方がありましたね。食材は、丸ごと食べましょうというものです。動物なら頭からしっぽまで、野菜なら皮まで丸ごとという意味です。

もちろん、里芋など皮をむかないととても食べられないものはむきます。でも、大根や人参は、皮まで食べられますよね。

魚でしたら、マグロは大き過ぎて頭からしっぽまで食べられません。でも、シシャモなら、頭から食べられます。1つの物体は、丸ごと1つで完全にバランスがとれているものと考えるのが「一物全体」です。

最近では、現代栄養学でも、皮と身の間に栄養がたくさんあるのだというようになってきました。科学的にも証明されるようになってきたのですね。

そう考えますと、お刺身は、頭からしっぽまで食べられるものが少ないように思えます。Mさんにはお魚を食べるときは、自分の手に丸ごと乗せられる種類を調理して食べるように伝えました。

＊チョコレート好きはどうせ食べるなら高級品を！

チョコレートに関しては、毎日食べていた習慣を頑張って打開してもらいました。

マクロビオティックの考え方では、油と砂糖の過剰摂取はホルモンバランスを乱すと考えます。これらは、血流を滞らせる「瘀血《おけつ》」の原因だからです。ただ、仕事のストレスや休憩の合間に、ちょっと一口甘いものでホッとしたい気持ちもよくわかります。

そこで、チョコレートをゼロにしてしまうとMさんは辛いということでしたので、食べてもよいチョコレートの種類をかなり絞りました。自然食品店やオーガニックのお店で売っている、砂糖を使わないでナツメなどの甘さでつくっている高価なオーガニックチョコレートにしました。これを少しずつ3日に1回1かけら程度にしてもらいました。

＊食事日記をつける

Mさんは、真剣に食事の改善に早速取り組んでくれました。私の子宝カウンセリングでは、毎日、朝昼晩と3食の食事日記をつけてもらい、便の回数や状態、尿の回数、起きた時間、寝た時間、運動、体調などを記入していただきます。1週間分の記入ができましたら、それを参考にさらなるアドバイスをしています。Mさんは、すべて正直に記入してくださり、カウンセリングの10日後に食事日記と共に嬉しいお手紙をつけてくれました。紹介いたします。

「小山田様　先日はありがとうございました。話を聞いていただき、アドバイスもいただけて嬉しかったです。１週間分の食事日記ができましたのでお送りします。食養生を始めてから1週間ですが、胃もたれや吐き気がなくなり、薬を飲まなくても排便が毎日あり、身体が楽なことを実感しています。そして、楽しんで食事を見直しています。お忙しいところお手数をおかけしますが、またアドバイスをいただけますと幸いです。よろしくお願いいたします」。

このお手紙を食事日記と一緒に読んだときに、真剣に、そして楽しんで食養生に取り組むMさんの様子に感動しました。

そして、たった1週間で便秘が解消し、胃の調子がよくなりました。

その後の食事日記を拝見しても、とても献立を工夫されていて、スイーツとの付合い方も週に1回程度になっていました。Mさん曰く、スイーツへの欲求が前ほどなくなってきたそうです。白砂糖の中毒が抜けた証拠ですね。運動面でもスクワットや体操を積極的に取り入れて、体をほどよく動かしていました。

＊体外受精を始める前に自然妊娠したMさん

体質改善が進んできた3か月後、Mさんは自然妊娠しました。

不妊治療に1年半、漢方薬を2年続けて限界を感じ、私のところへ来てくれたMさん。食養生に真剣に取り組み、３か月で

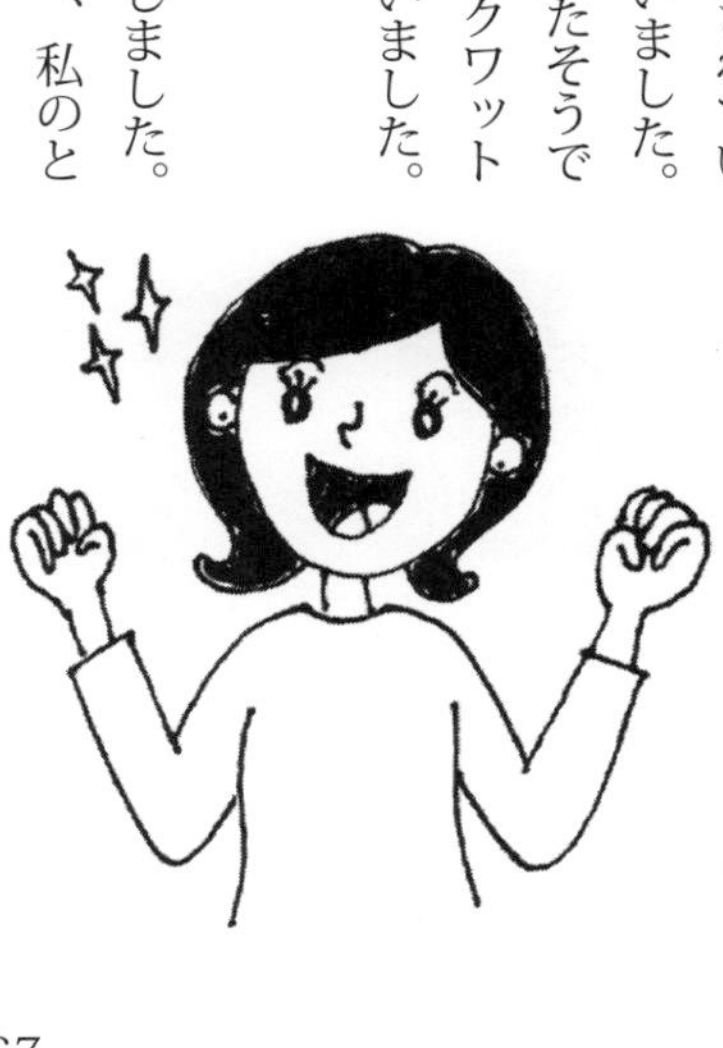

妊娠できたのです。その後、無事に元気な男の子を出産されました。

私は、いつもクライアントにお伝えしているのですが、もちろん漢方薬は体質（証《しょう》といいます）に合っていれば素晴らしい威力を発揮します。しかし、証が合っていないと威力は出ません。漢方薬も大切ですが、子宝を望むときに、まず一番最初に取り組むべきことは「食と生活習慣の見直し」なのです。その補足として、漢方薬や民間療法を取り入れたほうがより子宝への近道だと実感しています。

2　栄養カウンセリングで肉を多くすすめられ体調不良になったSさん

＊体と心がしんどいSさんの望診

カウンセリングにいらしたSさん（41歳、女性）は、体外受精を始めていて、血液検査の結果、フェリチン値（体に蓄えられている鉄の目安）とＡＭＨが低いため、クリニックで処方されたヘム鉄とビタミンD3、メラトニンを飲んでいました。

不妊治療のクリニック内にある栄養学のカウンセリングで、「毎3食動物性たんぱく質を。糖質は控えめに」という指導を受け、体と心がしんどくなってきた時点で、私の子宝カウンセリングにいらっしゃいました。

＊おすすめした食材

普段の食生活のお話と望診から見て取れたのは、油の摂り過ぎでした。ジムに通っているのですが、毎食必ず肉を1品追加しているので、夫婦共に太ってきてしまい、本当にこのままの食生活でいいのか悩んでいました。

幸いSさんは、お料理好きな方でしたので、私がおすすめした食材をとても上手にアレンジしていました。

その一部をご紹介します。

●1日目

・朝　雑穀米、サバ煮、味噌汁（キャベツ、玉ねぎ、大根）、こんにゃくのピリ辛煮、のり
・昼　十割蕎麦（山菜、卵1個とほうれん草を乗せて）、きんぴらごぼう
・間食　ジムに行く前に　お餅1つ（いそべ巻）、みかん
・夜　白米、ほうれん草と牡蠣の炒め物、菜の花のお浸し、大根のぬか漬け、なめこの味噌汁

●2日目

・朝　白米、ひじきの煮物、きゅうりのぬか漬け、大根の味噌汁、皮つきリンゴ
・昼　全粒粉パスタ（サニーレタス、パクチー、豚肉、にんにくを炒めてトッピング）、ふきのとうの天ぷら（大根おろしを添えて）
・間食　温豆腐にメープルシロップがけ
・夜　雑穀米、サンマの開き、大根おろし、切干大根の煮物、しじみの味噌汁

＊苦味で排便

いかがですか？　至ってシンプルで、誰でも挑戦できそうなメニューですね。ちなみに、理想的な配分は、炭水化物50％、野菜のおかず30％、タンパク質20％です。このメニューは、春にSさんが食べたメニューです。ですから、菜の花やふきのとうが登場していますね。私は、春の苦みを生かすようにお伝えしました。

なぜなら、苦味食材というのは、排便させる力があるのです。コーヒーで便が出る人がいますね。あれはコーヒーの苦味を利用しているとマクロビオティックでは考えます。

そして、メニューには、大根が頻繁に登場しています。これは、体に溜まった余計な油を排出させるためです。マクロビオティックでは、大根おろしや大根の煮物などは、そのときに食べている油の消化を助けると考えますが、切干大根のように干した大根は以前から体に溜め込んできた油を排出するとされています。

また、Sさんは、以前はかなり甘党でしたが、間食をお餅や

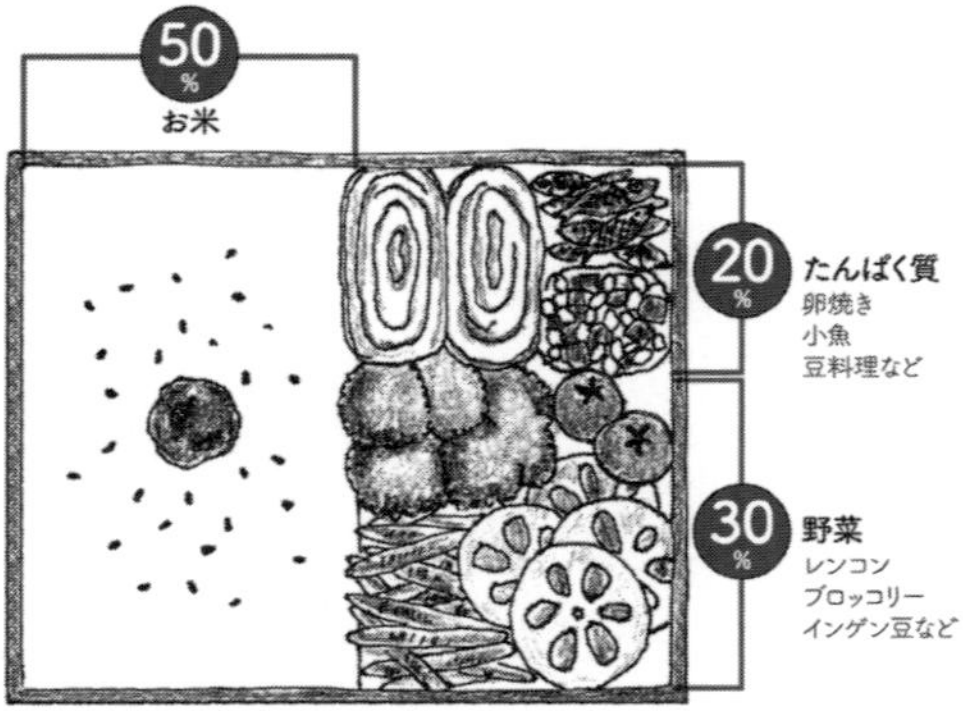

豆腐に変えていきました。お餅は、陽性食材で体を温め、運動前に食べると腹持ちもよくおすすめです。スイーツは、４日に１回程度にしていきました。

＊メニューを変えた効用

このようなメニューに変えて、Ｓさんは体が軽くなり、夫婦共に体が締まり、体重が３キロ減って、排便がスムーズになりました。実はご主人も毎食肉の生活が辛かったようです。

また、驚くべきことは、食養生を始めて４か月で移植時の薬が半年前より減ったそうです。ドクターから、「ホルモン値も子宮内膜のコンディションも良好なので、前ほど薬は必要ない」と言われたそうです。

その後、Ｓさんは、受精卵の移植をしました。結果は陽性だったのですが、残念なことに子宮に胎嚢が現れる前の段階で化学流産となりました。ドクターは、念のために不育症の検査をＳさんにすすめました。不安要素はできるだけ摘み取ってしまいたかったＳさんは、専門医を訪れました。

すると検査の結果、Ｓさんは、抗リン脂質抗体症候群（抗リン脂質抗体と呼ばれる自己抗体ができることによって血液が固まりやすくなり、動脈血栓や静脈血栓を繰り返す疾患。また、習慣性流産や若年者に発症する脳梗塞の原因の１つ）と診断され、さらに高血圧も指摘されました。

その報告をＳさんから受けたときに、とっさに頭に浮かんだことは、Ｓさんの望診でした。舌や目に「油の過剰摂取で瘀血《おけつ》になっている」というサインが出ていました。そこで、お肉の量を減らして油のコントロールをしてもらったのですが、もしもクリニックの栄養カウンセリングでいわれたとおりに毎食肉を摂取する生活を続けていたらと想像するとゾッとしました。

＊不妊治療を卒業

その後、体質改善が上手くいっていたSさんでしたが、自分の不妊治療にゴールを設けました。凍結している受精卵をすべて移植したらそれで卒業と決めたのです。Sさんには、妊娠・出産以外にもやりたい夢がありましたので、不妊治療ばかりにお金と時間を使ってはいられなかったのです。最後の移植が陰性に終わり、Sさんはスッキリとした気持ちで不妊治療を卒業しました。

「明子さん、これまでありがとうございました。これで次のステップへ進めます。食養生を教えてくれて感謝しています。これからは自分のために養生します！」とメールをくれました。私も清々しい気持ちになりました。

3　精子がゼロ！　夫婦で取り組み45歳で出産したBさん

＊イギリスの体外受精専門のクリニックに通う

Bさんは日本人女性で、夫は同じ歳のイタリア系のイギリス人で、イギリス在住です。Bさんとご主人は、仕事が大変忙しく、Bさんが「赤ちゃんが欲しい！」と思い始めたのは42歳のときでした。

まずは、自然妊娠を狙ってトライしたものの妊娠しなかったので、年齢を考慮し、イギリスでも有名な体外受精専門のクリニックに通い始めました。不妊治療の知識は全くなかったBさん。右も左もわからないまま、そのクリニックで４回ほど採卵、移植を重ね、すべて陰性でした。

「不妊治療がうまくいかない。でも、赤ちゃんが欲しい！　歳だけどんどん重ねてしまう、どうしよう……」というタイミングで、私にメールをくださいました。メールを拝見しますと、どうもイギリスでの治療内容が40代の日本人のBさんには強過ぎるように思えました。

また、クリニックから伝えられている精子の評価があまりにも曖昧でした。「精子はスローだから自然妊娠は難しいです」としか伝えられておらず、精子の量や運動率、元気な精子はどのくらいいるのか等、患者側が治療について考えるときに必要な情報が数値として全く伝えられていませんでした。そして、外国らしいと思ったのが、すぐに卵子提供の話を施設からもちかけられていたようです。

＊日本での治療を考え始める

私は、Bさんに日本での治療を検討されたらどうかと提案しました。滞在費や飛行機代金など諸々の出費はかさみますが、そのとき43歳だったBさんにとって、もう治療ができる期間はそう長くはないと考えたからです。ちなみに、イギリスでBさんの通っていた有名なプライベートクリニックの体外受精の価格は、日本の平均価格の約２倍ほどでした。

＊Bさんの望診

Bさんご夫婦は、日本で治療することを決意されました。日本のクリニックは全く見当がつかないということでしたので、英語対応も可能で信頼できる都内のクリニックを候補に挙げ、まずはそちらに通うことになりました。私は、直接Bさんにお会いしてお話を伺い、望診しました。

Bさんの気になる点は多々あったのですが、ポイントを絞りますと次のようになります。

・若い頃から頑固な便秘
・生まれたときからアトピー性皮膚炎
・小さい頃から肉、魚を食べないでスイーツやヨーグルトなどが好き
・周囲にとても気を使うタイプ
・歯が弱い

そして、望診からわかるのは、次のようなことです。

・目の下のふくらみとクマ
・アトピー性皮膚炎により乾燥している皮膚
・唇の著しい乾燥

＊Bさんの食養生と生活習慣

望診からBさんの体質を読み解き、まず食事面で最初にアドバイスしたのは、腸を潤して排便を

スムーズにすることでした。ここで、ついつい、東洋医学的な説明をたくさんしてしまいそうになるのですが、言われたほうは、「?」といった感じになりますので、「肺・大腸」がどうのこうのというのは次にして、まずはすぐに実践できる次の食養生と生活習慣をお伝えしました。

① 甘いものとの付合い方を真剣に考える。
② 肉が嫌いなので、せめて魚を週に1回は摂る。
③ 乳製品はお休みにする。
④ 便をスムーズに出すためにネバネバ食材を積極的に摂る。
⑤ 湯船に毎日浸かる。
⑥ 遅くとも22時にはベッドに入る。

Bさんの目の下のふくらみとクマは、瘀血を物語っているのです。血液がサラサラで、血流がいいほうが子宮、卵巣にもよいことはいうまでもありません。ですから、お砂糖の入ったお菓子は、できるだけお休みして、食べるなら4日に1回のお楽しみで食べる程度に、〝食べる日と食べない日〟をはっきりと分けるようにお伝えしました。

＊肉が大嫌いで無理やり食べると気持ちが悪くなる

肉が嫌いで食べられないBさん。食べられないということは、体が拒否しているので、それを無理矢理食べる必要はないですね。食べることがストレスになっては本末転倒です。ここでマクロビオティックの誤解されがちな点をお話します。

よくマクロビオティックの本などを読んでいる方に、「マクロビオティックって絶対に玄米菜食で、肉は禁止なんでしょ？」と質問されます。これは、マクロビオティックの一部分だけを切り抜いた考え方です。私の学んだマクロビオティックは、「最後は自分で自由に選んで食べる」というものです。

自分の心と体の声を聞き、陰陽五行を基本に自分で判断し、選ぶ力を持つ。だから、体が冷え切っている人には豚肉を使うこともあるし、胃が弱い人には無理に玄米をすすめるのではなく、白米がいいときもあります。気持ちがキリキリした後に、ちょっと和菓子を食べてほっと緩めたりすることも時に大切です。

要は、自分の体質に逆らった食生活や、好きなものの摂り過ぎが体調を崩す原因となるのですね。むしろ、妊活中に極端な食事制限はマイナスです。Bさんは、普段ベジタリアンのような食生活で、さらにスイーツが多かったという、マクロビオティックでは一番冷えてしまうパターンでした。肉は嫌いだけれど、魚介類なら食べられるということで、子宝と関係の深い「腎・膀胱」を補うためにミネラル豊富な魚貝類を取り入れることをおすすめしました。

＊排便をとにかく整えたい

そして頑固な便秘ですが、これは「諸悪の根源」と言っても過言ではありません。東洋医学では、皮膚と大腸はとても密接な関係があると考えます。唇がとても乾燥していたBさん。望診法では唇は、消化器の反射区で、特に下唇の乾きは大腸の乾きを意味します。腸が潤っていないため便秘になり、便秘は瘀血の原因にもなりますので、便秘でいいことは何ひとつありません。大腸と皮膚は密接な関係がありますから、アトピー性皮膚炎の改善にも便秘解消は大切だということです。

そこで、食養生ではお馴染みのネバネバ食材は、便秘解消に一役買ってくれます。ネバネバ食材を使って簡単に食べられる「ネバネバ丼」は、ご飯の上に茹でて輪切りにしたオクラと、すりおろした山芋と納豆をのせて醤油をかけてでき上がり！　朝ご飯にピッタリです。モズクなどの海藻のネバネバもいいですよ！　排便をスムーズにしてくれます。これならBさんも食べられるということで、日本に滞在中トライしてくれました。

＊追い炊きできなくても湯舟に！

もともと日本にいたときからシャワーのみの生活だったBさん。海外生活10年以上ともなるとシャワー生活が当たり前です。妊活は「血流命」なんです。血流の改善を図るために、皮膚のことも考えてぬるめの湯船に毎日入る習慣をつけてもらいました。

全身の筋肉を緩め、気を使って疲れた心も癒してくれるのが入浴のよさです。日本人は本来お風呂が好きな人種です。特にBさんは、かなりの肩こりで、冷えが目立ち、末端が冷たくなるタイプでしたから、入浴は大切なポイントでした。

＊日付が変わる前には眠りにつきましょう

大人になると、夜は楽しいテレビや飲み会、はたまた残業でどうしてもベッドに入る時間が24時を過ぎてしまう人が多いです。

しかし、ここはしっかり切り替えていただきたい生活習慣なのです。私は、Bさんに、できるだけ22時にはベッドに入るようにお伝えしました。

その理由は、第7章1でお話したとおり、早寝早起きはホルモンバランスを整えるのに大切だからです。

＊夫にも問題が勃発

Bさんは、これらの養生法を実践しながら、夫婦で都内の不妊治療専門クリニックに通い始めました。すると驚きの事実が発覚しました。実は、ご主人が予想以上の重度の男性不妊だったのです。培養士さんから「電子顕微鏡でやっとのことで10匹見つかりました。ただし、どの精子も動いていません」と言われたそうです。

その報告を聞いて、私は唖然としました。イギリスの有名クリニックでは、「スロー」と表現されていただけでしたが、現実は数字にしたほうがむごい結果でした。

こうとなったら、彼にも真剣に養生してもらうことにしました。

① たばこ→禁煙

②　お酒↓禁酒（週1回程度、適量なら可）
③　ジャンクフード↓買わない、食べない、もらわない

どれも大好きな彼でしたが、ここはもう１００％顕微授精といえども、何としても精子の質を上げるしかありません。

ここで本物のすっぽんとマムシの粉末の登場です。イギリス人の彼にとって、このすっぽんとマムシの粉末は、かなり奇妙なアイテムだったらしく、「マジックパウダー」と呼んでいたそうです（笑）。日本では、昔から精力アップにすっぽんとマムシは使われています。とにかく血流改善に効果的と言われていますので、ご夫婦で「マジックパウダー」に挑戦してもらいました。

Bさん夫婦の場合は、重度の男性不妊も発覚したわけですから、本来ならば体外受精の流れと共に、男性不妊の専門医がいて、男女同時に治療できる施設が望ましいのですが、Bさんは初診を受けたクリニックでまずは採卵してみたいと言いました。

もちろん、高度な顕微授精も実施しているクリニックでしたので、日本にいるうちに採卵をして、何度か採精した精子を使い凍結卵を残して1度イギリスへ帰りました。そして、凍結卵を増やすためにまた来日して採卵ということを2回繰り返しました。

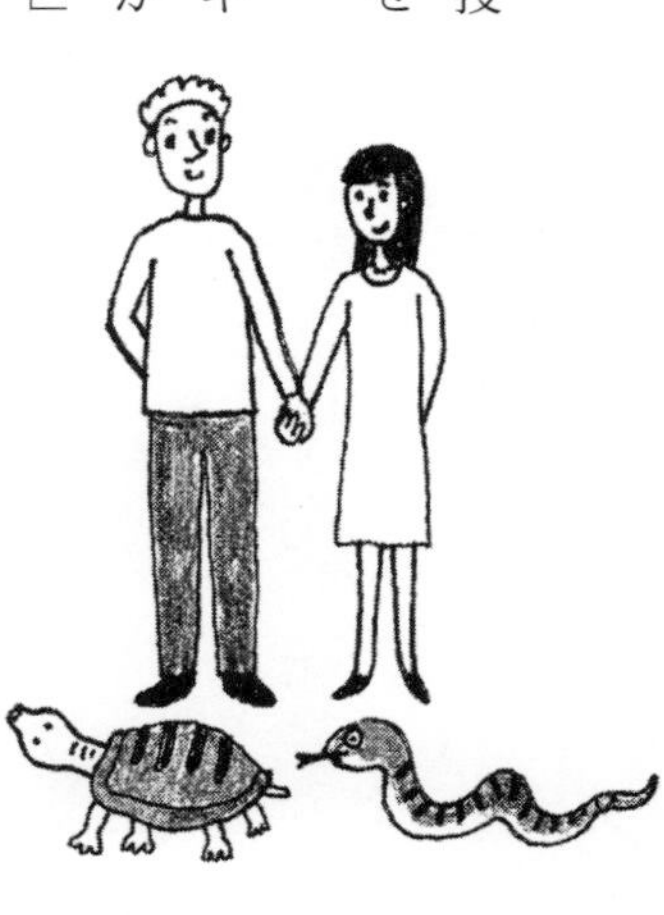

素晴らしいキャリアをお持ちのBさんでしたが、「今は仕事よりも不妊治療を頑張る」と心に誓い、大好きな仕事をかなりセーブしながら、日本とイギリスを行き来するスケジュール調整をしていました。

＊待望の陽性だったが……

さて、移植の結果はというと陽性でした。今まで1度も着床したことのなかったBさん。驚きと喜びと不安が混じった報告メールがきました。本当は、「妊娠8週でのクリニック卒業まで日本にいて欲しい」とドクターも私も伝えましたが、Bさんは飛行機の予定などもあり、妊娠6週あたりでイギリスに戻りました。

Bさんがイギリスに戻り2週間たったあたりでメールがきました。「出血が始まり、お腹が痛い、どうしよう。頭がパニックです」……と。妊娠初期の出血はよくあることなのですが、お腹が痛いと聞いて、すぐに産婦人科へ行くように伝えました。残念でしたが結果は流産でした。

悲しい結果となりましたが、Bさんにはまだチャレンジする気持ちが残っていました。私も経験したあの気持ちです。「私は妊娠できた！　きっとまた妊娠できるはず！」。

私は、Bさんに、結果は流産だったけど、流産も小さな出産と考えてしっかり休養する大切さと、流産後にしていただきたい食養生と生活習慣のポイントをお伝えしました。Bさんとご主人は、真剣に食養生を継続し、かなり体質改善が進んでいました。その証拠にBさんの排便の回数が増え、ご主人はハリのなかったお肌がツルツルになったという報告がきました。

Ｂさんはそのとき44歳になりました。再度、日本で採卵からチャレンジする決意をしたＢさん。私は、産婦人科と男性不妊専門の泌尿器科の専門医が一緒にいるクリニックに思い切って転院することを提案してみました。Ｂさんは、やれることはやってみたいと、私の提案を聞き入れてくれ、早速転院の手続となりました。

＊２番目のクリニックで変化

２番目のクリニックで新たにご主人も採精しました。すると、数か月前は何度採精しても０か多くても10匹程度だった精子が、１００匹以上見つけることができるようになったのです。きっと培養の世界では10も１００も大して変わらないのかもしれませんが、私は大きな進歩を感じましたし、何よりその変化にＢさん夫妻が喜んでいました。そういうちょっとした変化に喜びを感じる気持ちを大切にしたいと私はいつも考えています。

採卵も無事に終わり、とてもよいグレードの凍結卵ができましたが、１度目の移植は陰性に終わりました。とてもよい受精卵だったので、ドクターも残念に思ったのか、万が一に備えて子宮内膜炎の検査をしたところ、何と炎症があるということでした。食養生を続行しながら、イギリスにいる間に薬を服用し、ようやく炎症が治まったところで来日し再度移植しました。

結果は陽性！　Ｂさんが45歳になる直前の妊娠でした。

妊娠中は高齢妊娠ならではのマイナートラブルはありましたが、イギリスにて無事に帝王切開で出産しました。元気そうで可愛らしい女の子の写真が送られてきました。私は、その出産までBさん夫妻が頑張ったストーリーを思い返し感無量でした。

産後はすっかりマスターした食養生法を、乳腺炎になりそうなときや、離乳食づくりに役立てているBさんです。

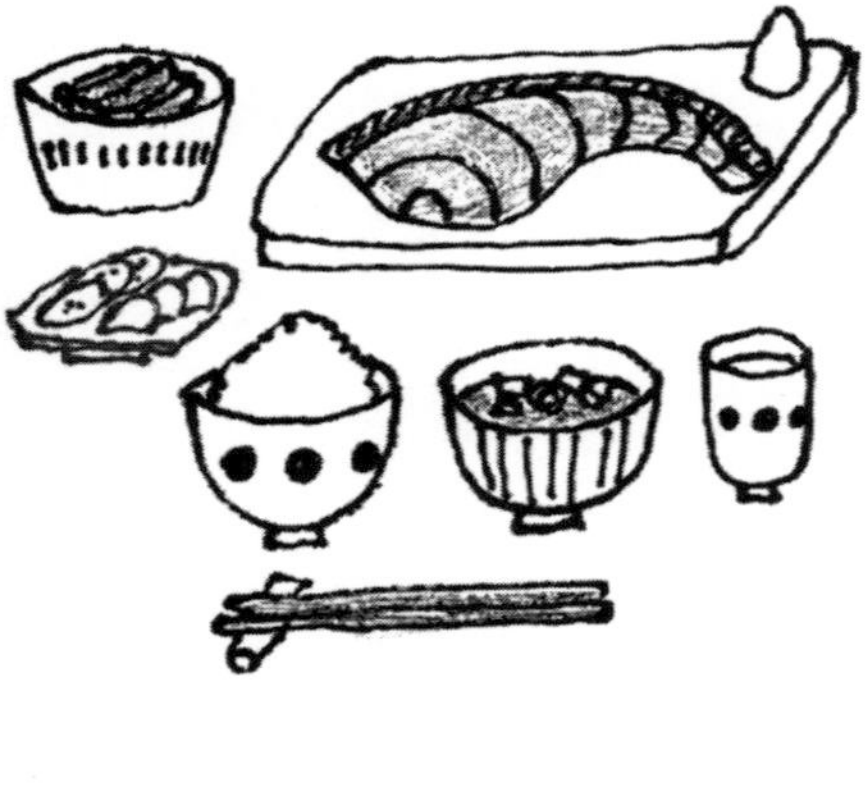

おわりに

私がこの原稿を書いている現在、世間は新型コロナウイルスの話題で持ちきりです。このような状況の中で執筆ができたことにものすごく意味があると感じています。

今回は、妊娠を望む方に向けて食養生と生活習慣について書きましたが、実はこれらは子宝だけではなく、体を丈夫に保つ今話題の「免疫力」にも直結します。妊娠出産は女性の一大イベントですが、それは人生のほんの一瞬の話であって、根底は「人は一生死ぬまで食べる」ということです。その食べるという本能に振り回されるのか？　それとも、自分を知り自分で選んで自由に食べるのとでは人生が大きく変わります。

そのことを惜しみなく私に教えて下さった山村慎一郎先生には、心からの謝意を伝えたいと思います。山村先生に教えていただいたマクロビオティック望診法が、私の子宝カウンセリングのベースになっています。そして、初めての執筆に悩む私へたくさんのアドバイスをくださった編集の清野雅代さんと予備校時代からの親友であるイラストレーターの渋谷薫さんに心から感謝申し上げます。

それから、私が執筆に集中できるように家事と育児をメインで引き受けてくれた夫と、病気をしないで元気でいてくれる息子たちに大きな愛と感謝を送りたいと思います。

赤ちゃんを望むすべての家庭にコウノトリが舞い降りてくれることを心から祈っています。

小山田　明子

著者略歴

小山田　明子（おやまだ　あきこ）

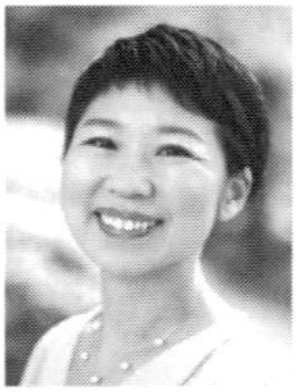

不妊カウンセリング＆子宝食事相談室 コウノトリごはん 主宰。

日本不妊カウンセリング学会認定カウンセラー。

マクロビオティック望診法食事指導士。

35歳で結婚。子宝に恵まれず、体外受精を繰り返した苦しい30代後半を過ごす。

39歳のときにマクロビオティック望診法に出会う。授かる体を目指して真剣に「食と生活習慣」の改善をした結果、40歳と43歳で妊娠出産。その後、不妊カウンセラーと食事指導士の資格を活かした子宝カウンセリングを始める。対面またはオンラインで行われる子宝カウンセリングは、「楽しく学べる時間」と定評がある。自分の不妊経験から学んだ「食」と「心」の大切さをたくさんの人にお伝えしたく日々奔走中。

https://kounotorigohan.jp/top/

イラスト　渋谷　薫

「妊活食事法」コウノトリごはん
不妊カウンセラーが40代で2度出産できた理由

2020年6月4日 発行　　2020年7月2日 第2刷発行

著　者　小山田　明子　© Akiko Oyamada
発行人　森　　忠順
発行所　株式会社 セルバ出版
〒113-0034
東京都文京区湯島1丁目12番6号 高関ビル5B
☎ 03（5812）1178　FAX 03（5812）1188
http://www.seluba.co.jp/
発　売　株式会社 創英社／三省堂書店
〒101-0051
東京都千代田区神田神保町1丁目1番地
☎ 03（3291）2295　FAX 03（3292）7687

印刷・製本　モリモト印刷株式会社

Printed in JAPAN
ISBN978-4-86367-584-1